Barbara Simonsohn

STEVIA

Sündhaft süß und urgesund

Die Alternative zu Zucker und Süßstoffen

WINDPFERD

Warnhinweis: Die in diesem Buch vorgestellten Informationen und Übungen sind sorgfältig recherchiert und wurden nach bestem Wissen und Gewissen weitergegeben. Dennoch übernehmen Autor und Verlag keinerlei Haftung für Schäden irgendeiner Art, die direkt oder indirekt aus der Anwendung oder Verwendung der Angaben in diesem Buch entstehen. Die Informationen in diesem Buch sind für Interessierte und zur Weiterbildung gedacht. Bei den in diesem Buch genannten Firmen handelt es sich nicht um Empfehlungen des Verlags sondern um Empfehlungen der Autorin.

Windpferd Taschenbuch
85611

15. Auflage Februar 2010

Vollständige Taschenbuchausgabe
der im Windpferd Verlag, Oberstdorf
erschienenen Erstausgabe
Stevia – sündhaft süß und urgesund

Windpferd TB ist ein Imprint der
Windpferd Verlagsgesellschaft mbH

Umschlaggestaltung: Kuhn Communication Design, CH-Amden,
unter Verwendung eines Fotos von Ulla Mayer-Raichle
Fotos im Innenteil: Ulla Mayer-Raichle: S. 132; Theo Hodapp: S. 13, 54;
D. Niemann: S. 11
Lektorat und Korrektorat: Brigitte Gabler/Gabrielle Wurff
Gesetzt aus der Adobe Garamond
Druck: Himmer AG, Augsburg
Gedruckt auf Schleipen Werkdruckpapier mit Zellstoff aus regelmäßig
überprüften Waldbewirtschaftungsbeständen, säurefreiem, chlorfrei gebleicht
Printed in Germany · ISBN 978-3-89385-611-4

www.windpferd.de

Inhalt

4. Gesundheitliche Vorzüge von Stevia

5. Rezepte mit Stevia

6. Stevia von A – Z

7. Anhang

Vorwort zur erweiterten Ausgabe 2010

Stevia – neue Untersuchungen bestätigen gesundheitliche Unbedenklichkeit

Warum ist Stevia in der EU noch nicht als Lebensmittel zugelassen? Das werde ich öfters gefragt. Schließlich benutzen laut Professor Jan Geuns, dem „Stevia-Papst" weltweit mehr als 164 Millionen Menschen Stevia-Blätter und Stevia-Extrakte, ohne dass bisher irgendwelche gesundheitlichen Probleme bekannt geworden sind. Im Gegenteil, die grünen Blätter und das daraus gewonnene grüne Pulver haben Heilkräfte, wie Sie in diesem Buch erfahren.

Auf Stevia wurde als erste Pflanze überhaupt die 1989 in Kraft getretene Novel-Food-Verordnung der EU angewendet. Für die Zulassung muss der wissenschaftliche Beweis erbracht werden, dass dieses „neue" Lebensmittel unbedenklich ist. Das ist schwierig für ein Naturprodukt aus Dutzenden, vielleicht Hunderten von Inhaltsstoffen. Außerdem schwankt die Konzentration je nach Boden, Klima, Sorte und Verarbeitung. Stevia-Befürworter kritisieren, dass das Honigblatt und Produkte schon mindestens zehn Jahre vor Inkrafttreten der Verordnung in großem Umfang verkauft wurden, allein in Belgien im Jahr 1989 neun Millionen Tonnen. Wenn heute Kartoffeln, Auberginen oder Tomaten aus Südamerika eingeführt werden sollten, hätten diese Gemüsesorten dasselbe Problem. Insider vermuten, dass die Novel-Food-Verordnung ohnehin bald gekippt wird. Die Welthandelsorganisation WTO kritisiert, dass dieses Gesetz vor allem den europäischen Markt vor Importgütern abschotten soll. Das ist mit dem offiziell propagierten Freihandels-Postulat natürlich nicht vereinbar.

Professor Geuns' erster Antrag auf Zulassung wurde vom wissenschaftlichen Lebensmittelausschuss der EU abgelehnt. Begründung: es gäbe zu wenige wissenschaftlichen Studien für den Nachweis der Unbedenklichkeit. Doch er ließ sich nicht entmutigen und stellte einen neuen EU-Antrag auf Zulassung, über den noch nicht entschieden wurde. Sie können die Zusammenfassung dieses Antrags auf meiner

Website www.Barbara-Simonsohn.de nachlesen. Die Fülle der Studien, die Stevia und seinen natürlichen Süßstoffen wie Steviosid, neuerdings als „Steviol Glycoside" bezeichnet, gesundheitliche Unbedenklichkeit assistieren, sind mittlerweile überwältigend, was Zahl und Eindeutigkeit betrifft. Die Gene von Bakterien in Zellkulturen werden nicht verändert, es besteht kein Krebsrisiko, weder die männliche noch die weibliche Fruchtbarkeit wird herabgesetzt, Föten bleiben gesund, und von allergischen Reaktionen auf Stevia ist in der gesamten Literatur nichts zu finden.

Die einzige Studie, die eine mutagene, das heißt potenziell zellschädigende Wirkung, nicht ausschloss (von J. M. Pezzutto vom April 1985), wurde von zahlreichen Wissenschaftlern widerlegt. Die Hauptvorwürfe: eine zu magere Datenbasis, selektives Abtöten von Mutanten, und Fehlinterpretation der Ergebnisse. Mit dem Versuchsaufbau der Pezzutto-Studie könnte man selbst harmlosem Wasser eine mutagene Wirkung nachweisen. Als Ursache des Ausreißer-Ergebnisses werden „Verunreinigungen" (Emilz Procinska u. a.) vermutet. Vielleicht ist das unschöne und nicht nachvollziehbare Ergebnis dieser Einzelstudie auch damit zu erklären, dass die Studie von dem Unternehmen Monzanto finanziell gestützt wurde, zu dieser Zeit Hersteller des synthetischen Süßstoffs Aspartam (NutraSweet). Monsanto, durch die Verbreitung von genmanipuliertem Mais auch in Entwicklungsländern berühmt-berüchtigt, sieht die Zulassung von Stevia zu Recht als wirtschaftliche Bedrohung an.

Die Zulassung von Stevia in der EU ist für viele Beobachter nur noch eine Frage der Zeit. Die unscheinbare Pflanze aus Paraguay erlebt gerade international einen Boom, ihr Siegeszug ist nicht aufzuhalten. In den USA hat sie den begehrten GRAS-Status erhalten, das heißt, sie gilt als gesundheitlich unbedenklich. In Neuseeland und Australien wurde Stevia kürzlich zugelassen. In der Schweiz findet sich Stevia in Kräuterbonbons, Diätprodukten und Sportler-Getränken. Sogar das EU-Land Frankreich hat Rebaudiosid A, einem Süßstoff aus der Stevia-Pflanze, für zunächst zwei Jahre grünes Licht gegeben.

Die Weltgesundheits-Organisation WHO betrachtet einen Höchstwert von vier Milligramm Steviol pro Kilo Körpergewicht und Tag als unbedenklich. Das entspricht 12 Milligramm Rebaudiosid A oder

10 Milligramm Steviosid. Der UN-Ausschuss für Lebensmittelzusätze JECFA hat diesen Wert übernommen. Eine erneute – positive – Beurteilung durch JECFA wird für Frühjahr 2010 erwartet.

Die international tätige „Slow Food Association" ernannte die Stevia-Pflanze im Jahr 2007 zum „landwirtschaftlichen Kulturerbe". Auf diesen „Ritterschlag" ist besonders Paraguay als Herkunftsland stolz, siehe auch das Kapitel in diesem Buch über „Internationale Stevia-Projekte".

Die EU hat sogar Gelder mobilisiert, um Anbaumöglichkeiten von Stevia in Europa auszuloten, unter wissenschaftlicher Leitung von Dr. Udo Kienle von der Universität Hohenheim. Die Ergebnisse – vier Ernten im Jahr, mehr Süße als im Herkunftsland Paraguay – übertrafen die kühnsten Erwartungen und machten Dr. Kienle euphorisch. Endlich gibt es eine lukrative Alternative für die südeuropäischen Tabakbauern, die oft nur zwei Hektar bewirtschaften, und deren EU-Subventionen in Kürze auslaufen.

Auch bei uns bekommt man schon jetzt Stevia-Produkte, allerdings meist im Internet oder in der Kosmetikabteilung von Bioläden. Sie finden daher auch einen wesentlich erweiterten Rezeptteil in diesem Buch mit Umrechnungstabelle. Von Säften bis Marmeladen und Kuchen: Sie können alles mit Stevia kalorienfrei süßen! Wir Verbraucher können uns aus mehreren Gründen über eine baldige Zulassung von Stevia-Produkten freuen. Es wird dann Stevia, wie heute schon in den USA und vielen anderen Ländern, in jedem Bioladen und Supermarkt geben. Außerdem gibt es dann endlich Qualitätskontrollen zum Beispiel auf mögliche Pestizidbelastung oder Haltbarkeit. Endlich gibt es dann einen gesunden Wettbewerb, in dem die Qualität und damit die Interessen des Verbrauchers im Mittelpunkt stehen. Dann können wir noch mehr als bisher ohne Reue ganz entspannt die natürliche Süße von Stevia genießen.

Ihre
Barbara Simonsohn
im Februar 2010

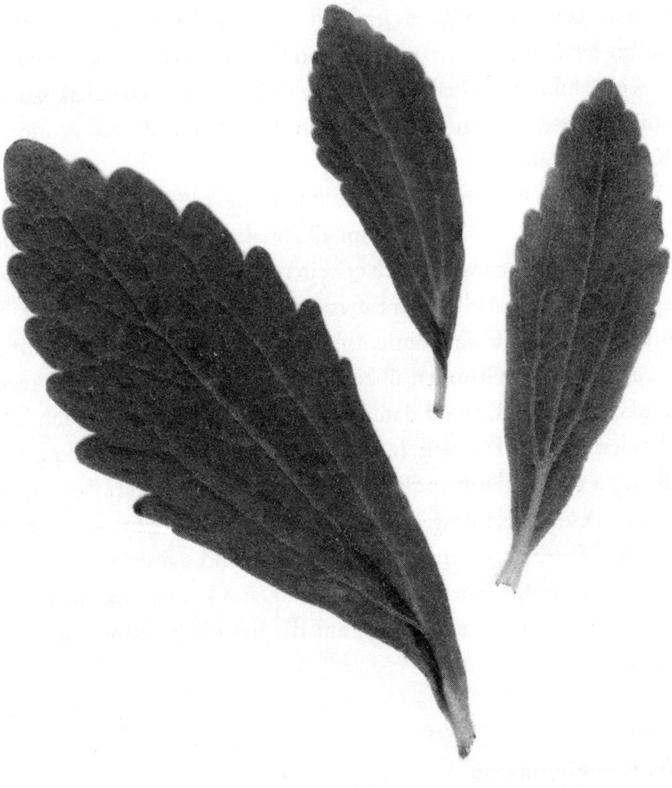

In diesen zart behaarten schmalen Blättern steckt die geballte Süßkraft der Stevia-Pflanze

Danksagung

„Die Erde ist für diejenigen, die ein Leben führen, das stets offen für die Lehren der Schöpfung ist, ein magischer Ort und der Ursprung unerschöpflichen Staunens."

(Die Indianerhäuptlinge Sun Bear und Wabun in „Das Medizinrad")

„Nichts ist so kraftvoll wie eine Idee, deren Zeit gekommen ist."

(Victor Hugo)

Ich danke Jochen Harazim dafür, mich das erste Mal mit dem Thema „Stevia" in Berührung gebracht zu haben. Als mir dieser Australien-Auswanderer eine Probe von Stevia zum Kosten gab, war ich überwältigt von der intensiven Süße. Danken möchte ich auch meiner Verlegerin Monika Jünemann, die mich ermutigt hat, nicht zu zögern, dieses „heiße Eisen" anzupacken und damit vielleicht die „Graswurzelrevolution" in deutschsprachigen Ländern zu initiieren, die in den USA schon mit voller Kraft im Gange ist. Ich danke meinen beiden Kindern für ihre Rücksichtnahme besonders bei der Endphase im Schreiben dieses Buches. Außerdem danke ich Alois Wachter von der Pension Kristall in Fiss, Tirol, der uns zehn Tage traumhaften Winterurlaub geschenkt hat. Obwohl ich in dieser Zeit auch noch Ski-Langlauf betrieben und mit meinem Sohn die Pisten gestürmt habe, hatte ich genug Zeit, Ruhe und Inspiration, diesem Buch in der zauberhaften Bergwelt Tirols den letzten Schliff zu geben.

Danken möchte ich allen, die es mir mit ihren großzügig zur Verfügung gestellten Produktproben und Informationen erst ermöglicht haben, dieses Buch zu schreiben. Ganz besonders bin ich David Richard dankbar, der mir all das Material, das er für sein Stevia-Buch nutzte, in ein großes Paket gepackt und zugeschickt hat. Es handelt sich vor allem um wissenschaftliche Studien aus den USA und Japan. Besonders viel Material hat mir auch dankenswerterweise Michael Gracher vom GSE-Vertrieb kommen lassen. Fotos bekam ich vor allem von Mark Turner aus den USA und von Peter Klock aus Hamburg. Halima Neumann vom „Spira Verde-Versand“ danke ich für die Überarbeitung einiger Rezepte und für wertvolle Informationen. Meinen Dank möchte ich besonders Peter Grosser von „MedHerbs“ in Wiesbaden aussprechen, der in Paraguay kleinbäuerliche Stevia-Anbauprojekte fördert und mir wertvolle Studien überlassen hat. Danken möchte ich auch Dr. Udo Kienle von der Universität Hohenheim für seine kritischen Anmerkungen.

Gleichfalls dankbar bin ich Karl Scherer von der Schweizer Firma „Dulce-Vita“, Paraguay-Experte, der mir Artikel deutschsprachiger Zeitschriften aus Bolivien und Paraguay über Stevia sowie Informationen über die rechtliche Lage in der Schweiz geschickt hat. Dank auch an Dr. Theodor Binder, einem Freund von Albert Schweitzer, der trotz seines hohen Lebensalters von Anfang achtzig in Paraguay ein Entwicklungshilfe-Projekt für Indianer durchführt, das den Anbau von Stevia einschließt. Dank auch an die Firma Steviasol AG in der Schweiz, Sanitas in Steinheim, Hannes Pharma in München, Sanacell in Berlin, Papaya Vera in Kiel. Vielen Dank auch an Herrn Stephan May von der amerikanischen Firma Wisdom of the Ancients für die langen und informativen Telefongespräche und an die amerikanische Firma NOW für ihre Produktproben und Informationen.

Mein Dank geht auch an die Gärtnereien Kräuterzauber in Horstedt und Blumenschule in Schongau sowie an Peter Klock von Südflora Baumschulen in Hamburg, die mir als Anbieter von Stevia-Pflanzen und Stevia-Samen Tipps für den Stevia-Anbau auch für unsere Breiten gaben. Herzlichen Dank an Brit Patzwahl, die viele Rezepte kreierte, einen großen Teil der Kapitel durchlas, mir wertvolle Anregungen gab und Verbesserungsvorschläge machte. Vielen Dank auch an all die Absolventen meiner Seminare im authentischen Reiki und meiner Seminar-Organisatoren im ganzen Bundesgebiet, die mit Stevia- Proben experimentierten und zum Teil Rezepte entwickelten.

Danken möchte ich Mutter Natur und der göttlichen Kraft hinter ihr, die uns in ihrer Liebe und Weisheit mit der Stevia-Pflanze beschenkt haben und deren Genialität von keinem Menschen kopiert oder gar übertroffen werden kann. Und ich bin dankbar, ein kleiner Teil eines wachsenden Bewusstseins für mehr Harmonie und Liebe unter den Menschen und mit den Pflanzen und Tieren dieser Erde zu sein. Beim Schreiben fühlte ich mich angeschlossen an diese Kraft. Ich wünsche allen Lesern viel Freude beim Lesen dieses Buches und dass sie Anregungen darin finden, die ihr Leben noch froher, reicher, gesünder und glücklicher werden lassen.

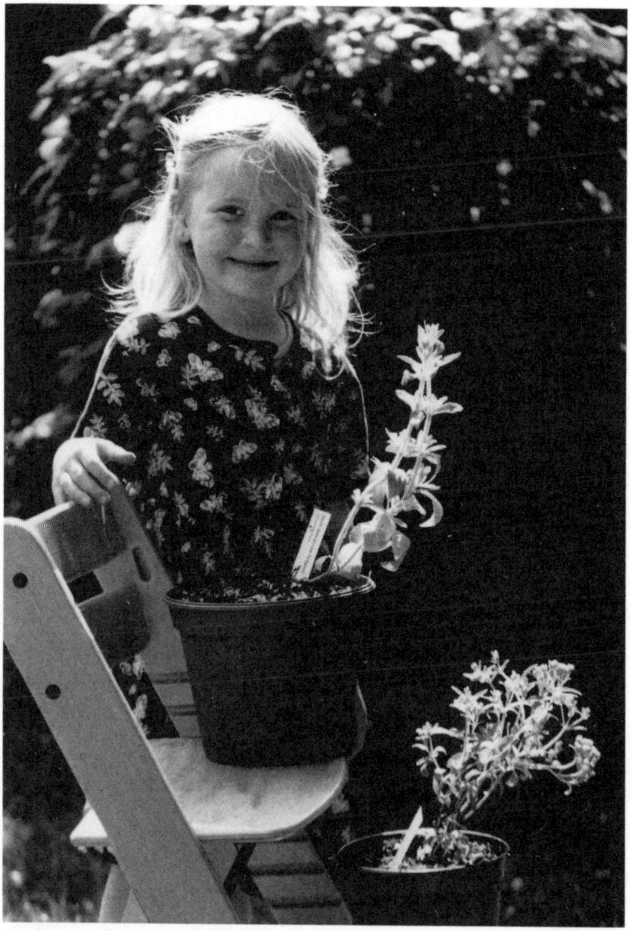

Kinder lieben Stevia: gesund und süß zugleich. Hier freut sich Freya, die Tochter der Autorin

Einleitung:
Stevia – das Geheimnis des Honigblattes

„Stevia? Nie gehört!“, das ist die Reaktion, die ich ernte, wenn ich über Stevia, genauer gesagt Stevia rebaudiana Bertoni, spreche. Dabei ist diese kleine Staude aus Südamerika eine gesunde, kalorienfreie und natürliche Alternative zu Zucker und Süßstoffen und hat in Japan längst den Süßmittelmarkt erobert. Wenn man dort in ein Restaurant geht, stehen oft Stevia-Pulver oder Stevia-Würfel, einfach wie Zucker zu dosieren, auf dem Tisch. Es grenzt an ein Wunder, dass diese zuckersüße Pflanze und die aus ihr hergestellten Produkte in Europa noch weitgehend unbekannt sind. Vielleicht kann das Buch einen Beitrag leisten, dass sich diese Situation möglichst schnell ändert!

Stevia rebaudiana Bertoni, bekannt als Stevia oder Honigblatt, ist im nordöstlichen Paraguay und angrenzenden Gebieten Brasiliens beheimatet und wurde zuerst im Tal des Monday Flusses im Nordosten Paraguays gefunden. Ursprünglich wächst diese mit Astern und Chrysanthemen verwandte Pflanze im Gebiet der Amambai-Bergkette zwischen Paraguay und Brasilien. Hier gedeiht diese kleine Staude im sandigen Boden des Hochlandes und erreicht voll ausgewachsen eine Höhe von bis zu einem Meter.

Die Guarani- und Mato-Grosso-Indianer nutzen Stevia schon seit Jahrhunderten als Süßmittel für Speisen und Tees, zum Beispiel für den bei ihnen sehr beliebten, leicht bitteren Mate-Tee, und auch als Heilmittel für medizinische Zwecke, zum Beispiel zur Wundheilung oder bei Bluthochdruck. Heute wird Stevia kommerziell vor allem in der Gegend um Sao Paulo angebaut, aber auch weltweit zum Beispiel in China, Israel, Spanien und in Japan.

Die Indianer Paraguays und Brasiliens nutzten Stevia schon in vorkolumbianischer Zeit als Süßmittel und für medizinische Zwecke. Erst im Jahr 1887 entdeckte ein südamerikanischer Naturwissenschaftler diese Pflanze und nannte sie erst *Eupatorium rebaudianum Bertoni,* weil er dachte, sie sei eine Verwandte vom Wasserdost, ordnete sie aber 1905 der Gattung Stevia zu und gab ihr den klangvollen Namen „Stevia rebaudiana Bertoni“.

Schätzungen gehen davon aus, dass es wahrscheinlich mehr als 200 Stevia-Arten in Nord- und Südamerika gibt. Von all diesen Sorten besitzt aber nur Stevia rebaudiana die charakteristische Süße, die sie so beliebt und begehrt macht. Eine andere Wildart, die eine ähnliche Süßkraft hatte, soll schon ausgestorben sein. Das Stevia-Blatt ist je nach Gegend und Klima 10 bis 30-mal so süß wie Zucker, dabei aber kalorienfrei, und Extrakte der süßen Bestandteile können die bis zur 400fachen Süßkraft von raffiniertem Zucker erreichen. Stevia beeinflusst den Blutzuckerspiegel auch nicht, wie Zucker, negativ. Die gesundheitlichen Nachteile von Zucker und künstlichen Süßstoffen werden in Extra-Kapiteln beschrieben.

Das „süße Geheimnis" der Stevia-Pflanze liegt in einem komplexen Molekül mit dem Namen Steviosid, neuerdings auch als „Steviol Glycosid" bezeichnet. Darunter befinden sich Rebaudiosid A, Rebaudiosid C, Dulcosid A sowie die Rebaudioside B bis F. Diese Glykoside sind für die außergewöhnliche Süße dieser Pflanze verantwortlich.

Man könnte sich nun angesichts dieser Informationen fragen, warum Stevia nicht schon die Verbreitung gefunden hat, die ihr als gesundes, natürliches und nebenwirkungsfreies Süßmittel gebührt. In Japan hat Stevia bereits einen Anteil von etwa 40 Prozent am Süßmittelmarkt erobert und wird seit 30 Jahren als Süßmittel in Kuchen, Keksen, Diät-Cola, Milchprodukten, Limonaden, Zahnpasta, Lollies, Eiskrem und eingelegtem Gemüse (Pickles) verwendet. Umfangreiche Studien haben dort die gesundheitliche Unbedenklichkeit von Stevia belegt.

Stevia-Produkte sind noch nicht auf dem europäischen Markt als Lebensmittel zugelassen, und auch in den USA darf Stevia bis auf einige patentierte Produkte nur als „Supplement", als Nahrungsergänzungsmittel, ohne Hinweis auf seine Süßkraft, verkauft werden. Allerdings haben Steviol Glykoside seit 1. 9. 2009 in den USA den begehrten GRAS-Status: „generally recognized as safe", das Siegel für Unbedenklichkeit. Während gesundheitlich bedenkliche Mittel wie Zucker und künstliche Süßstoffe frei verkäuflich sind, ist Stevia bisher ein Insider-Tipp unter Gesundheitsbewussten geblieben. Der Leser kann sich nach der Lektüre dieses Buches selbst ein Bild davon machen, ob vielleicht mächtige Interessengruppen der Süßstoff- und Zuckerindustrie die Verbreitung von Stevia in den USA und Europa zu vereiteln suchen.

Vielleicht kann dieses Buch einen Beitrag leisten, die Verbrauchernachfrage nach Stevia so anzuregen, dass davon auch die politischen Entscheidungsträger Kenntnis nehmen und ihre bisherige Zurückhaltung überdenken müssen. Ein Lebensmittel, das seit Jahrhunderten in großem Umfang von den Indianern Südamerikas, und seit Jahrzehnten von etwa 165 Millionen Menschen in Japan, China, Israel und anderen Ländern problemlos verwendet wird, verdient auch hier Anerkennung und Zulassung als Lebensmittel, gerade angesichts der zunehmenden Probleme wie Übergewicht, Karies, Diabetes und chemischer Belastung in den Industrieländern.

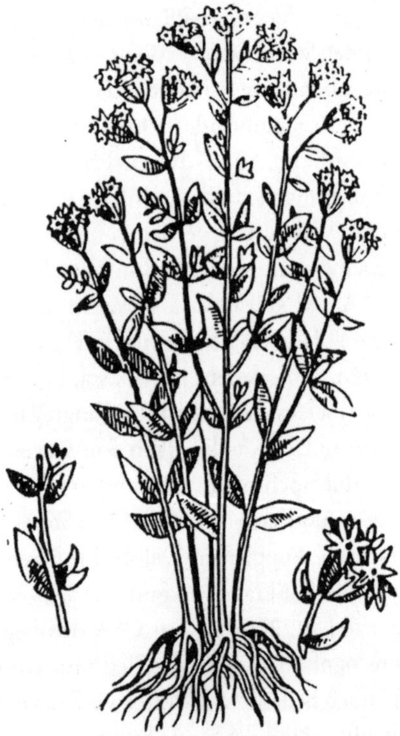

Dieser alte Holzschnitt einer Stevia-Pflanze stammt aus dem Kompendium „Hernandez's book, Natural History of the Plants of the New Spain", Mexico, dritter Band, Seite 844, der Ausgabe von 1946

1. Die Pflanze

Stevia, eine erstaunliche und einzigartige Pflanze: Botanik und Geschichte

„Eine neue Pflanze, von mir entdeckt, als Süßmittel fast so kraftvoll wie Saccharin und ohne seine Nachteile, hat es keine andere Wirkung, als dass es leicht tonisch wirkt, und kann in täglichen Dosen konsumiert werden, die viel höher liegen, als sie je benötigt würden."

(Moisés Bertoni, Botaniker, der aus der Schweiz nach Paraguay gekommen war, 1926)

Stevia, Honigblatt und Heilkraut seit Jahrhunderten

Das wissenschaftliche Interesse an Stevia entwickelte sich erst um die Jahrhundertwende herum. Doch lange, bevor spanische und portugiesische Eroberer Südamerika im 16. Jahrhundert eroberten, kannten und nutzten die Guarani- und Mato-Grosso-Indianer Stevia-Blätter, um sie als Süßigkeit zu lutschen, bzw. Tees oder alkoholische Getränke damit zu süßen und in ihrer Medizin zu verwenden. Sie nannten die Stevia-Pflanze „Caa-Hee", was wörtlich übersetzt „Honigblatt" heißt. Spanische Seefahrer lernten Stevia schon im 16. Jahrhundert als „süßes Honigkraut" bei Eingeborenen Südamerikas kennen.[1]

Die Stevia-Pflanze stammt aus dem Hochland von Amambai im östlichen Paraguay im Grenzgebiet von Brasilien. Es handelt sich um eine subtropische Pflanze, deren natürliches Verbreitungsgebiet sich zwischen 22 und 23° südlicher Breite und 55 und 56° westlicher Länge befindet. Das Klima ist semihumid-subtropisch mit Jahresdurchschnittstemperaturen von 21° C ohne Bodenfrost. Der Jahresniederschlag liegt zwischen 1500 und 1800 mm. Stevia-Pflanzen sind in 500 bis 700 Meter hochgelegenen Graslandgesellschaften, den „Campo Limpios", beheimatet und finden sich vor allem zusammen mit Zyperngras. Im Ursprungsgebiet herrschen saure sandig-tonhaltige Böden vor, die als unfruchtbar gelten.

Stevia ist eine rein amerikanische Gattung. Ihr Verbreitungsgebiet erstreckt sich von den südlichen Vereinigten Staaten bis Zentralargentinien.[2] Die späteren Siedler lernten von den Eingeborenen, Stevia zum Süßen von Tee, anderen Getränken und Lebensmitteln zu nutzen. Diese Siedler nannten die Stevia-Pflanze „Yerba Dulce", süßes Kraut.

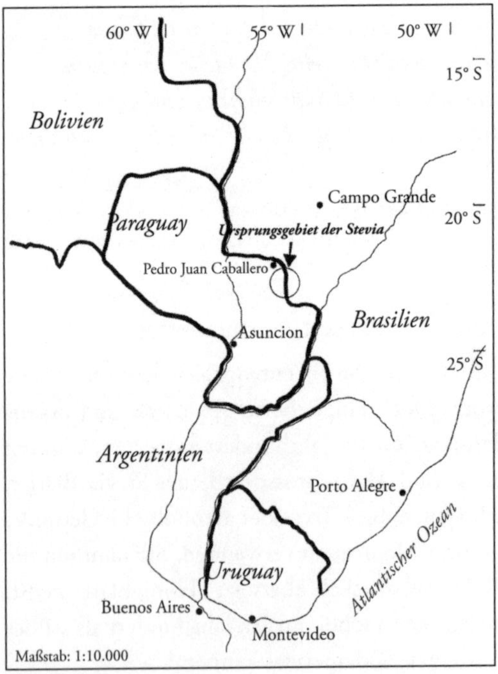

Urspungsgebiet der Stevia rebaudiana

Die Diskussion darüber, ob künstliche Süßstoffe wie Saccharin, -Cyclamat oder Aspartam gesundheitsschädlich oder vielleicht sogar Krebs erregend wirken, veranlasste Forscher wie Professor Dr. Heinz Brücher in Paraguay, Untersuchungen über diejenigen Pflanzen zu intensivieren, die von den Indianern als natürliche Süßstoffe verwendet werden.[3] Ende der sechziger Jahre wurde Professor Brücher und seine Wissenschaftler von Eingeborenen auf „süß schmeckende Kräuter" hingewiesen, die zu den Amaranthaceen gehörten. In Paraguay gelangen vor allem Stevia-Arten auf die Eingeborenen-Märkte. Brücher: „Unter der Guarani-Bezeichnung „Ca'-A-He'-Ey" werden sie als getrocknete Pflanzenbündel zusammen mit anderer Volksmedizin von Kräuterweibern zum Verkauf angeboten."

Die im östlichen Paraguay in den Amabai-Bergen der Kordilleren, entlang der brasilianisch-paraguayischen Grenze, heimische Spezies Stevia Rebaudiana schmeckt als Blatt bis zu fünfundvierzigmal, als Extrakt bis zu dreihundertmal süßer als Rohzucker. Diese Süßwirkung wird durch das Glykosid Steviosid, einem Diterpenglykosid, hervorgerufen.

Die Stevia-Planze wurde durch den aus der Schweiz nach Paraguay ausgewanderten Botaniker Moisés Bertoni 1899 zuerst als Eupatorium klassifiziert, eine Gattung, die auch in Europa als Wasserdost verbreitet ist, aber im Jahre 1905 endgültig als Stevia rebaudiana beschrieben, als Erinnerung und Ehrung des Chemikers Rebaudi, der um die Jahrhundertwende als erster ihren Süßstoff untersuchte, ihn aber fälschlich Glycyrrhicin nannte. Stevia gehört zur Familie der Astern, die so beliebte Pflanzen wie Löwenzahn, Sonnenblumen und Chicorée umfasst.

Bertoni war ein sehr fortschrittlich denkender Botaniker, der schon 1926 in „Mentor Agrícola" darauf hinwies, dass die bis heute in Südamerika übliche Praxis der Brandrodung großen Schaden mit sich bringt.[4]

Die Vorzüge von Stevia

In einem Artikel von 1918 charakterisierte Bertoni die Stevia-Pflanze wie folgt:

„Die Hauptbedeutung von Ka h'e liegt in der Möglichkeit, ein Ersatz zu Saccharin zu sein. Stevia weist im Vergleich zu Saccharin große Vorteile auf:

- Es ist nicht toxisch, sondern im Gegenteil gesund, was durch lange Erfahrungen im Konsum der Pflanze und durch die Untersuchungen von Dr. Rebaudi belegt ist.
- Es handelt sich bei Stevia um ein Süßmittel von starker Süßkraft.
- Stevia kann direkt in seinem natürlichen Zustand, als pulverisiertes Blatt, verwendet werden.
- Es ist viel billiger als Saccharin."

1908 wiesen Rasenack und 1909 Dieterich nach, dass das süße Prinzip von Stevia von dem Süßstoff bei Glycyrrhiza durchaus unterschiedlich ist. Sie extrahierten den süßen Geschmacksstoff mittels Alkohol aus den Blättern, reinigten ihn und gewannen so weiße, längliche, geruchlose Kristalle, die bei 238 Grad schmolzen.

Bridel und Laveille nahmen 1931 erneut Analysen des Steviosids vor und berichtigten die Summenformeln: $C_{38}\ H_{6}\ O_{18}$. Sie beschrieben diese Substanz als „c'est à l'heure actuelle, le produit naturel le plus sucré", („Das bis zur heutigen Stunde süßeste Naturprodukt"). Der Chemiker Bell schrieb 1954 über Stevia: „So unterschiedlich ist die Struktur von Steviosid im Vergleich zu anderen süßenden Faktoren, dass es wahrhaftig als einzigartig beschrieben werden kann und es eine gründlichere Untersuchung verdient." Biochemiker wie Barton, Butterfield, Wiesner und Hanson untersuchten das Steviosid in den sechziger Jahren und waren von seiner extremen Süßkraft, die im gesamten Pflanzenreich einzigartig ist, stark beeindruckt. Mittlerweile wurde ein Süßmittel, Talin oder Thaumatin, aus der südafrikanischen Katemfe-Beere, lateinisch *Thaumatococcus daniellii,* isoliert, das etwa 2500-mal so süß wie Zucker ist und, gentechnisch verändert, u. a. in den USA angebaut wird. Talin ist aber sehr teuer, ein Kilo kostete bis vor einigen Jahren noch um die 5.000 Euro, und hat einen lakritzartigen Nachgeschmack.

Stevia, Diabetiker-Süßstoff in Südamerika

Professor Brücher war Mitte der siebziger Jahre erstaunt, dass man bis dato nirgends in den Industrieländern eine wirtschaftliche Ausnutzung von Stevia begonnen hatte. Brücher: „Ca'-A-He'-Ey" wird wie seit Urzeiten vorwiegend in der indianischen Ethnobotanik, in der paraguayischen Volksmedizin und als lokaler Süßstoff von Diabetikern verwendet."

Weiße Blüten, haarige Blätter und so süß!

Die Gattung Stevia ist in vielen Arten von Kalifornien über Mexiko und Guatemala bis in den zentralen Teil Argentiniens verbreitet. In Venezuela und Ecuador gibt es nach den Recherchen von Brücher nur zwei Arten, in Peru 15 und in Bolivien 38 Stevia-Arten. In Paraguay kennt man 23 Spezies, in Brasilien sind 4 und in Uruguay 3 Stevia-Arten vertreten. In Schriften, die in den 1930er Jahren erschienen sind, fand ich die Angabe von etwa 230 Stevia-Arten. Außer bei Stevia rebaudiana stellte Brücher nur bei der wesentlich kräftiger entwickelten und mit verholzten Stängeln ausgestatteten Stevia aristata in den Blättern Süßstoff fest, wobei die Konzentration aber wesentlich geringer als bei Stevia rebaudiana ist. Brücher schreibt in „Useful Plants of Neotropical Origin", dass Stevia „seit ewigen Zeiten" („since time immemorial") als Süßmittel und Heilpflanze genutzt wurde.

Die Stevia-Pflanze ist eine 60 bis 100 Zentimeter hohe, mehrjährige Staude mit kräftigem Wurzelstock, der zahlreiche Triebknospen oder „schlafende" Augen enthält, die sich durch Teilung des Wurzelstockes zur vegetativen Vermehrung eignen. In einigen Büchern ist von einer „ein- bis zweijährigen Pflanze" die Rede. Es handelt sich aber laut Uphof, „Dictionary of Economic Plants", um eine perrenne, also mehrjährige Pflanze. Professor Wolfgang Franke hat im Institut für Landwirtschaftliche Botanik in Bonn einige Stevia-Pflanzen im Gewächshaus, die von den Gärtnern durch so genannte Kopfstecklinge vermehrt werden. Die Wurzeln sind flachgründig, walzenförmig und kaum verzweigt. Der Stamm ist leicht verholzt. Die gegenständigen, lanzenförmigen Blätter sind zwei bis drei Zentimeter lang, etwa einen Zentimeter breit und eiförmig, dreinervig und am Rande drüsig behaart. Sie enthalten etwa 40 Prozent wasserlösliche Substanzen. Die Blätter schmecken sehr süß. „Keine andere Art von 38 bekannten weist eine ähnlich hohe Süßkraft auf, die auf Steviosid und Rebaudiosid beruht." (Professor Franke in einem Brief an mich vom Februar 1999) Der Steviosid-Gehalt der Blätter beträgt etwa sechs bis sieben Prozent.

Stevia rebaudiana Bertoni, so ihr lateinischer Name, gehört zur Pflanzenfamilie der Körbchenblütler (Compositae) und ist mit dem in Europa heimischen Wasserdost (Eupatorium cannabinum) nah verwandt. Stevia blüht in weißen, fünf bis sieben Millimeter langen Blütenköpfchen – ein Blütenstand – mit zwei bis sechs unscheinbaren Röhrenblüten in so genannten Trugdolden.[5] Die Blüten sind selbststeril, das heißt, bei Selbstbestäubung bekommt man keinen Samenansatz. Brücher hat das untersucht. Er bestimmte die Chromosomenzahl mit 2n = 22. Die Hauptblütezeit liegt im Oktober und November, doch gibt es auch Pflanzen, die in der kalten Jahreszeit blühen und dann kaum Samen ansetzen.

Die Samen fallen leicht aus den Samenkelchen heraus und keimen unmittelbar, wenn der Boden feucht ist. Jungpflanzen sind gegen Hitze sehr empfindlich. Bei Aussaat per Hand sollten die Samen nur wenig mit feinem Sand bedeckt werden. Am sichersten ist die Vermehrung aus einem Wurzelstock, der 15 bis 20 Pflanzen ergibt, oder durch vegetative Vermehrung, indem man die äußeren Zweige auf die Erde drückt und mit einem Stein beschwert.

Wenn man ein Stevia-Blatt kaut, ist man überrascht von der intensiven Süße. Eine Pflanze kann fünf Jahre oder länger kommerziell genutzt werden, wobei die Ernte zwei- bis dreimal im Jahr erfolgen kann. Die Wurzeln verbleiben in der Erde und treiben schnell wieder aus. Von einem Hektar Anbaufläche werden 1000 bis 1200 Kilogramm trockene Blattmasse geerntet, die 60 bis 70 Kilogramm Steviosid liefern. Würde man diese Erträge auf Zucker bzw. Saccharose umrechnen, den man aus Zuckerrohr- oder Zuckerrübensaft gewinnt, so läge die „Süßstoffausbeute" hier wesentlich niedriger, wobei die süße Substanz aus Stevia-Anpflanzungen überhaupt keinen Nährwert besitzt, was aber angesichts vieler übergewichtiger Menschen in den Industrienationen nicht von Nachteil ist. 70 Kilo Steviosid, das 300-mal so süß wie Rohrzucker ist, entspräche einem Hektar-Ertrag von 2100 Kilogramm Zucker.

Um die gleiche Menge Süßkraft zu erzielen, bräuchte man an Stevia-Plantagen nur etwa ein Zehntel der Anbaufläche wie für Zuckerrüben. Damit würden landwirtschaftliche Flächen für andere Nutzpflanzen oder Pflanzen für erneuerbare Energien frei.

Untersuchungen auf eine etwaige Toxizität in Japan und Brasilien haben keinerlei gesundheitliche Bedenken ergeben, wenn 38,5 mg pro Kilo Körpergewicht an Steviosid nicht überschritten werden. Eine solche Menge kann gar nicht verzehrt werden, da schon 7,2 mg pro Kilo und Tag die Höchstmenge an erträglicher Süßwirkung liefern.[6]

Die Stevia-Nachfrage steigt kontinuierlich

Seit 1975 sind Stevia-Produkte vor allem in Japan und Südamerika auf dem Markt. Es werden pro Jahr mehrere Tausend Tonnen Stevia-Süßstoff produziert und konsumiert. Außer in Brasilien und Paraguay wird Stevia seit 1973 auch in Korea, das seine Produktion vor allem nach Japan exportiert, in Japan selbst unter Glas und auch in China angebaut.

Aufgrund der Empfehlung der Weltgesundheitsorganisation WHO hat das Interesse der Wissenschaft an der Erforschung von Heilpflanzen erheblich zugenommen. In Brasilien gehen Schätzungen davon aus, dass von den 400.000 dort heimischen Pflanzenarten etwa 12000 Heilkräfte besitzen. Die brasilianische Regierung und Unternehmerschaft sind sich seit etwa 12 Jahren dieses enormen Potentials bewusst, und das brasilianische Ministerium für Soziale Fürsorge startete in Zusammenarbeit mit der zentralen Medizinagentur und dem Ministerium für Landwirtschaft ein gewaltiges Forschungs- und Entwicklungsprogramm auf diesem Gebiet. Eine der Pflanzen, die für intensive Forschungen ausgewählt wurde, ist Stevia rebaudiana. Die Firma „Jungconsult Do Brasil“ in Bom Retiro, Brasilien, baut Stevia auf mehreren hundert Hektar Anbaufläche als Rohstoff für den Süßstoff „Stevialp“ ohne Anwendung von Insektiziden oder Herbiziden an, und ihre Pflanzungen werden nur organisch gedüngt. Biologischer Stevia-Anbau ist nach Firmenauskunft problemlos möglich, und der Verbraucher sollte nach biologisch angebautem Stevia Ausschau halten und seine Wünsche den Importeuren gegenüber deutlich signalisieren. Bio-Ware aus Paraguay wird auch bei uns angeboten.

Bio-Ware ist nicht nur gesünder, sondern schont auch unsere Umwelt. Zu den Vorzügen von biologisch erzeugtem Obst und Gemüse habe ich ein eigenes Buch, „Warum Bio? Gesunde Pflanze, gesunder Mensch“ geschrieben. Nur von wirklich gesunden Pflanzen kann man auf Dauer strahlende Gesundheit erwarten. Konsumenten haben mehr Macht, als sie im Allgemeinen wissen.

Das in China angebaute Stevia wird vor allem von den USA importiert und derzeit von der Firma „Now“ auch bei uns angeboten. Dank eines besonderen Extraktions-Verfahrens, das auf eine Rezeptur des chinesischen Kaisers zurückgeht, hat der weiße Stevia-Extrakt keinerlei bitteren oder lakritzähnlichen Nachgeschmack und schmeckt – mir und Freunden, denen ich es zum Testen gegeben habe – tatsächlich genau wie weißer Zucker.

Inhaltsstoffe und ihre Bedeutung

Wenn man von den wertvollen Inhaltsstoffen der Stevia-Pflanze profitieren will, sollte man auf die getrockneten Blätter oder das *grüne* Pulver und auf Extrakte aus dem grünen Pulver oder aus den Blättern zurückgreifen. Das *weiße* Pulver oder eine Flüssigkeit daraus ist zwar gesundheitlich unbedenklich, hat aber als raffiniertes Produkt nicht mehr die Intensität an gesundheitlichen Vorzügen, welche die Stevia-Pflanze zu einer wahren Heilpflanze machen, die von den Indianern Südamerikas schon seit Jahrhunderten genutzt und geschätzt wird
Die Stevia-Pflanze enthält:

- 11,2 Prozent wertvolles Pflanzen-Protein (Polypeptide)
- 5,65 Prozent wertvolle Öle (Fett)
- 52,84 Prozent Kohlenhydrate, die vom menschlichen Körper ohne Kalorienbelastung verstoffwechselt werden
- 0,62 Prozent Kalzium
- 1,78 Prozent Kalium
- 0,0075 Prozent Beta-Karotin
- 0,0039 Prozent Chrom
- 0,0025 Prozent Kobalt
- 15,2 Prozent Faserstoffe
- 0,0039 Prozent Eisen
- 0,349 Prozent Magnesium
- 0,0147 Prozent Mangan
- 0,318 Prozent Phosphor
- 0,0025 Prozent Selen
- 0,0132 Prozent Silicium
- 0,0015 Prozent Zink
- Rutin (ein Flavonoid)
- 0,011 Prozent Vitamin C
- 11 Prozent Steviosid/Steviol Glycosid
- ca. 2 Prozent Rebaudiosid A

Außerdem Mangan, 0,0025 Prozent Kobalt, Thiamin (Vitamin B1), Austroinulin, Riboflavin und 0,0015 Prozent Zinn. Weiter sind in

Stevia bisher sieben Flavonoide entdeckt worden, das sind antioxidativ wirkende Pflanzenstoffe, die unser Immunsystem stärken.[7]

Vitamin C, das „Meistervitamin“, ist unentbehrlich für einen gesunden Stoffwechsel der Zellen, entgiftet, spielt eine wichtige Rolle im Immunsystem, verbessert die Verwertung von Eisen und aktiviert die T-Lymphozyten in der Thymusdrüse. Außerdem beugt Vitamin C als Anti-Oxidans chronischen Erkrankungen wie Diabetes oder Krebs vor. Thiamin vermindert Müdigkeit, wirkt als Stimmungsaufheller und löst Verspannungen. Beta-Karotin ist wichtig für Augen und Haut und spielt als Anti-Oxidans zur Bekämpfung Freier Radikale eine große Rolle. Niacin oder Vitamin B3 reduziert Stress, senkt den Cholesterinspiegel und hilft bei Arteriosklerose.

Kalzium ist der Baustoff für Knochen, Haut und Zähne und wird auch für unser Lymphsystem benötigt. Eine ausreichende Zufuhr von Kalium ist wichtig für unser Säure-Basen-Gleichgewicht. Faserstoffe sind nötig für eine gut funktionierende Verdauung und einen niedrigen Cholesterinspiegel. Eisen hilft beim Aufbau roter Blutkörperchen, ist Transportmittel für den Sauerstoff im Blut und stärkt das Immunsystem. Kobalt repariert Nervenzellen und hilft bei der Produktion von roten Blutzellen. Magnesium beugt Herzkrankheiten und Krebs vor und ist ein wichtiges Anti-Oxidans. Mangan sorgt für gesunde Knorpelbildung und beugt damit Bandscheibenproblemen vor. Phosphor ist einer der wichtigsten Bau- und Energiestoffe im Körper und baut Knochen, Zähne und Nervenzellen auf. Selen gilt neben Magnesium als wichtiges Herzschutz-Mineral und beugt, wie dieses, auch Krebs vor. Silizium oder Kieselsäure verbessert die Wundheilung und baut Haare, Nägel und die Haut auf. Außerdem aktiviert es über den Kalziumstoffwechsel das Immunsystem. Zink verbessert das Gedächtnis, hilft bei Hautunreinheiten und frühzeitig ergrauten Haaren und stärkt das Immunsystem. Kobalt regeneriert Nervenzellen und hilft bei der Produktion von roten Blutzellen. Rutin ist ein Flavonoid. Flavonoide sind Pflanzenstoffe, die zum Aufbau des Immunsystems wichtig sind und Toxine aus den Hautzellen lösen und abtransportieren. Sie haben eine östrogen-ähnliche Wirkung. Schon Hernández nannte Stevia „Cihuapatli“, was „Medizin für Frauen“ heißt. Die Indianer verwenden Stevia vorbeugend und im akuten Fall bei Haarausfall. Diese Wirkung ist wahrscheinlich auf die östrogen-ähnliche

Wirkung der Flavonoide als Gegenspieler zum männlichen Hormon Testosteron zurückzuführen. Chrom verhindert Altersdiabetes und hilft, bei schon vorhandenem Diabetes, den Blutzuckerspiegel zu senken.

Darüber hinaus soll Stevia mehrere hundert weitere pflanzliche Inhaltsstoffe haben, von denen der größte Teil noch nicht genau identifiziert und untersucht ist. Allein das in der Stevia-Pflanze enthaltene Öl hat mindestens 100 verschiedene Bestandteile, wovon erst 54 identifiziert sind, wie zum Beispiel Nerolidol, Geraniol, Benzylalkohol und Limonen.[8] Das ätherische Öl ist zu 0,1 Prozent im Kraut und zu 0,4 Prozent in den Blütenständen vorhanden.

Der süße Geschmack der Stevia-Pflanze ist auf glykosidische Diterpene zurückzuführen. Steviosid, ein Glykosid, hat die chemische Formel $C_{38}H_6 0_{18}$. Stevioside haben fast die gleichen geschmacklichen Eigenschaften wie Zucker.[9] Der Anteil der süßen Komponenten Steviosid, Rebaudiosid A, C, D und E und Dulcosid A, Glykosiden, in den Stevia-Blättern ist unterschiedlich. Mengenmäßig überwiegen Steviosid (2 – 10 Prozent), Rebaudiosid A (2 – 4 Prozent), Rebaudiosid C (1 – 2 Prozent) und Dulcosid A (0,2 – 0,7 Prozent). In Proben aus Japan wurde ein Steviosid-Gehalt von 2 bis 7,7 Prozent festgestellt, Proben aus Korea hatten einen Steviosid-Gehalt von knapp drei, die aus Brasilien und Paraguay zwischen 5,5 und 6,1 Prozent. Der Anteil von Rebaudiosid A schwankte zwischen 0,8 Prozent (eine Probe aus Japan) über knapp zwei Prozent (Korea, Brasilien, eine weitere Probe aus Japan) und 2,9 Prozent in einer Probe aus Paraguay.[10] Die Glykoside in der Stevia-Pflanze sind chemisch zum Beispiel gegenüber Säuren sehr stabil, was mit ihrer dreidimensionalen Molekularform zusammenhängt.

Neuerdings gibt es auch bei uns Stevia-Produkte mit einem Anteil von bis zu 95 Prozent Rebaudiosid A, angeboten von der Firma „MedHerbs“, mit ausgezeichnetem Geschmack.

Je höher der Anteil an Rebaudiosid A ist, desto weniger lakritzartigen oder leicht bitteren Nachgeschmack haben Stevia-Produkte.

Stevia-Anbau zu Hause

Stevia, eine anspruchslose Pflanze

Die Stevia-Pflanze ist eine subtropische Pflanze, die man noch wild wachsend in den Hügelketten der Sierra del Mbaracayú und der Amambay-Berge antreffen kann. Stevia-Anbau ist auch bei uns möglich. Da die Pflanzen aber schon bei leichtem Frost eingehen, muss man sie im Winter hereinnehmen und behandelt sie ähnlich wie Geranien. Wer einen Wintergarten oder ein Gewächshaus besitzt, ist fein heraus. In Japan wird Stevia in großem Umfang unter Glas und auf den südlichen Inseln auch im Freiland angebaut. Sogar Kanada ist ein Anbauland für Stevia!

Das Süßkraut kann man auf verschiedene Weise vervielfältigen: Durch Samen, durch Teilung junger Pflanzen sowie durch Steckreiser bzw. Ablegerstecklinge. Die Stevia-Samen sollten drinnen ausgesät und die Setzlinge möglichst frühzeitig, gleich nach den Eisheiligen Mitte Mai, ins Freiland gepflanzt werden, um das größtmögliche Wachstum und den höchsten Ertrag zu gewährleisten. Samen von heller Farbe sind unfruchtbar, während sich die dunklen zur Saat eignen. Man kann auch ins Pflanzbeet säen. Am liebsten mag die Pflanze sandig-lehmige Böden mit viel organischem Material bzw. Kompost. Der natürliche Boden der Stevia-Pflanze ist sauer mit einem pH-Wert von 4,5, sie wächst aber auch in alkalischen Böden mit einem pH-Wert von 6,5 bis 7. Die Saat wird auf die Oberfläche gelegt und leicht mit der Hand eingedrückt. Das Ganze wird dann mit einer Sisalmatte oder einem Plastiknetz abgedeckt, und die ersten sieben Tage lang wird täglich gegossen. Am siebten Tag erfolgt bereits die Keimung, so dass die Abdeckung von da an jeden Tag etwas höher angebracht werden muss, bis die Pflänzchen zehn bis 15 Zentimeter Höhe erreicht haben. Weiter regelmäßig gießen, der Boden darf nicht austrocknen!

Die „Blumenschule" schreibt mir zu diesem Thema: „Stevia mag es zwar feucht, besser als ständig feuchter Boden ist es aber, nach dem Gießen zu warten, bis der Boden oberflächlich abtrocknet, und erst dann erneut zu gießen."

Da bei der Vermehrung aus Samen etliche Pflanzen nicht aufgehen, kann man auch Stevia-Pflanzen, die aus Ablegern vermehrt wurden, bei speziellen Kräuter-Gärtnereien bekommen. Wenn man eine gut entwickelte Stevia-Pflanze hat, kann man auch selbst Ableger gewinnen, indem man kleine Blumentöpfe mit Erde um die Pflanze stellt, die äußeren Zweige hinunterbiegt und mit Steinen beschwert. Nach ca. 1 Woche bilden sich Wurzeln und man kann die Verbindung zur Mutterpflanze kappen. Auf diese Weise kann man aus einer Pflanze etwa zehn neue Pflanzen bekommen.

Stevia liebt Licht und Sonne

Sowohl Pflanzen aus Samen als auch Pflanzen aus bewurzelten Ablegern blühen im Spätsommer oder Frühherbst. Stevia-Pflanzen lieben Licht und Sonne. Die Pflanzung muss von Unkraut sauber gehalten werden, da die Süßkrautpflanze es nicht verträgt, von anderen Pflanzen bedrängt zu werden. Man kann das Unkrautjäten mit Häufeln verbinden, was die Feuchtigkeit an den Pflanzen zurückhält, den Stand der kleinen Pflanzen stabilisiert und die Sauerstoffversorgung im Boden verbessert.

Im zweiten Jahr, wenn der Stamm holziger geworden ist, kann man die Pflanze ausdünnen, damit sie üppiger nachwächst. Der Boden sollte ständig feucht gehalten werden. Da die Wurzeln relativ flachgründig sind, vertragen sie einen trockenen Boden schlecht.

Stevia-Blätter werden zu Beginn der Blüte geerntet. Vor der Blüte sind das Gewicht der Blätter und der Steviosid-Anteil, der die Süße ausmacht, am größten. Möglich ist auch die laufende Ernte frischer Blätter den Sommer über nach Bedarf. In Paraguay schneidet man die Zweige in den Morgenstunden mit einem scharfen Messer. Die Stevia-Blätter trocknet man in einem Dörrgerät. Der Vorteil mancher Dörrgeräte: Man kann die Temperatur zum Beispiel auf 40 Grad einstellen und bekommt dann getrocknete Stevia-Blätter, Obst und Kräuter in Rohkostqualität.

Getrocknete Blätter sind fast unbegrenzt haltbar. Man kann sie als Tee verwenden oder daraus mit einer Kaffeemühle ein grünes Pulver mahlen und daraus wiederum einen Extrakt auf Wasser- oder Alkoholbasis herstellen. Wer möchte, kann auch die Blätter kochen und den Sud so lange zu „Stevia-Honig" einkochen, bis er eine sirupähnliche Konsistenz hat.

Diesen Stevia-Honig kann man im Kühlschrank aufbewahren, wo er sich lange hält.

Durch eine Langtagbelichtung, mindestens 15 Stunden am Tag, kann die Blüte verhindert werden. Noch junge Pflanzen lassen sich dann leichter über den Winter bringen und können sogar im Winter beerntet werden. Im Winter sollte man die Pflanzen trockener halten. Fast alle Triebe sterben im Winter ab. Neues Wachstum kommt im Frühjahr wie bei anderen Halbstauden aus dem Boden.

Im Winter muss man in unseren Breitengraden die Stevia-Stauden hereinnehmen, am besten in ein helles Treppenhaus, in einen Wintergarten oder auf die Fensterbank eines sonnigen Zimmers. Wer in seiner Wohnung zu wenig Platz hat, für den gibt es eine Alternative: Heute gibt es Gärtnereien, in denen man seine Pflanzen im Gewächshaus bei guter Pflege überwintern lassen kann (Adressen im Branchenadressbuch unter „Gärtnereien"). Weitere Hinweise für den Stevia-Anbau im eigenen Haus und Garten finden Sie im Internet.[11]

Tipps für den kommerziellen Stevia-Anbau

Als man 1941 in England während der deutschen U-Boot-Blockade einen Zucker-Ersatz suchte, stieß man in den Königlichen Botanischen Gärten von Kiew auf Stevia, und in Cornwall und Devon erzielte man bei Anbauexperimenten beachtliche vier Tonnen Süßstoff pro Hektar. In der Nachkriegszeit geriet dieses Projekt wieder in Vergessenheit. In Deutschland ist das Weinbaugebiet am besten für den Stevia-Anbau geeignet, da das Süßkraut sehr lichthungrig ist. In Südeuropa und auf den Kanarischen Inseln können Stevia-Pflanzen ganzjährig draußen bleiben. Auf den Kanarischen Inseln sucht man nach einer landwirtschaftlichen Alternative zur Bananen-Monokultur, die nicht mehr rentabel ist, seitdem Billig-Bananen aus Südamerika den europäischen Markt überschwemmen. Es werden etwa 220 Pfund Steviosid pro Hektar erzielt, dem Äquivalent an Süßkraft von etwa 28 Tonnen Zucker. Pflanzt man im Abstand von 50 Zentimeter zwischen den Reihen und 20 Zentimeter zwischen den Pflanzen, kommt man auf 100 000 Pflanzen pro Hektar. Stevia-Anbau lohnt sich also auch in wirtschaftlicher Hinsicht.

Udo Kienle gibt in seiner Doktorarbeit „Einfluss von Bewässerung und Schnittfolge auf den Ertrag von Stevia rebaudiana in Südspanien" wertvolle Anbau-Tipps[12] Er kommt zu dem Ergebnis, dass der höchste Süßstoffertrag durch viermaligen Schnitt am Ende der Vegetationsperiode erzielt wird und Stevia mit hohem Ertrag in Südspanien angebaut werden kann. Kienle: „Nach einer Zulassung von Stevia-Süßstoff, kann Stevia rebaudiana als nachwachsender Rohstoff der europäischen Landwirtschaft neue Marktchancen eröffnen." Stevia mag eine lange Vegetationszeit, liebt hohe Lichtintensität und warme Temperaturen. Harten Frost, zu viel Nässe und salzige Böden toleriert die Pflanze nicht.

Biologischer Stevia-Anbau ist kein Problem. Die Firma „Jungconsult do Brasil" (JCB) in Bom Retiro, Brasilien, baut Stevia und Aloe Vera in Mischkultur auf Hunderten von Hektar ohne Anwendung von Insektiziden, Fungiziden oder Herbiziden an. Die Pflanzungen werden ausschließlich organisch gedüngt. JCB in ihrer deutschsprachigen Firmenbroschüre: „Wir vertrauen der Natur, denn die Natur weiß es besser." Auch in Paraguay wird Stevia meist biologisch angebaut. Da es sich um ein Dritte-Welt-Land handelt, gibt es aber noch Probleme mit der Zertifizierung, Aufstellung einheitlicher Richtlinien und deren Kontrolle.

Hinweise zum kommerziellen Anbau von Stevia in größerem Umfang wurden in den Artikeln „Kaá heé oder Süßkraut" (30.7.1997), „Der Anbau von Kaá heé" (29.2.1996) sowie „Anbau von Kaá heé" (10.10.1994) in der „Aktuellen Rundschau", einer Zeitschrift in Paraguay. 1970 wurde Stevia in Paraguay zur „Pflanze von Nationalem Interesse" deklariert. Im Rahmen des Programms für die Einflusszone der Naturreserve des Waldes von Mbaracayú gibt es ein Komitee Sta. Lucía, das eine Parzelle in diesem Gebiet, in dem die Pflanze heimisch ist, mit Kaá heé bepflanzte. Der Ertrag betrug eine Tonne Trockenblätter pro Hektar, was einer Bruttoeinnahme von 2,5 Millionen Guarani bedeutete. Eine Verarbeitungsfabrik in Capiatá befindet sich im Bau. Die „Aktuelle Rundschau" schreibt zu diesem Projekt: „Die Kaá heé ist eine fabelhafte Alternative für die Campesinos, mit der sie ihre Einkünfte verbessern können." Die „Aktuelle Rundschau" schreibt, dass Fachleute versichern, Stevia würde sich aufgrund ihrer medizinischen Qualitäten im 21. Jahrhundert in den „Süßstoff Nummer 1" verwandeln.

Stevia-Produkte zum Kaufen und Selbermachen

Stevia – in Japan gang und gäbe

Das Marktpotential für Stevia-Produkte ist enorm. Etwa 5 Prozent der Weltbevölkerung, in den industrialisierten Ländern liegt der Anteil wesentlich höher, sind Diabetiker, und mindestens 20 Prozent der Menschen haben Übergewicht und halten eine Diät. Auch immer mehr Menschen bei uns, die weder unter Gewichtsproblemen noch unter Diabetes leiden, werden gesundheitsbewusster und lehnen Zucker und künstliche Süßstoffe aufgrund ihrer Risiken für die Gesundheit ab (vgl. „Zucker das weiße Gift", Seite 39 und „Künstliche Süßstoffe …", Seite 55). Der Verbrauch an Saccharin und Cyclamat allein in Brasilien wird auf 550 Tonnen pro Jahr geschätzt. Stevia ist kalorienfrei und ungiftig und kann allen möglichen Speisen oder Arzneien, die gesüßt werden müssen, zugesetzt werden, wie zum Beispiel Limonaden, Vitamintabletten, Pudding, Diabetiker-Produkten, Fruchtsäften, Süßigkeiten, Hustensaft und anderen pharmazeutischen Produkten, Kaugummi, Kuchen, Keksen, Joghurt, Schokolade, Bonbons und vielem mehr. Stevia ist hitzebeständig bis etwa 200 Grad Celsius und aufgrund der dreidimensionalen Molekülform von Steviosid und den anderen in der Stevia-Pflanze enthaltenen Glykosiden chemisch sehr stabil, auch in sauren Flüssigkeiten, und bietet sich daher zur Verwendung für viele industriell hergestellte Produkte an.

Stevia hat folgende Vorteile: Es ist vollkommen natürlich, hat keine Kalorien, Steviosid ist 250 bis 300-mal so süß wie Zucker, es ist hitzestabil bis 200 Grad, fermentiert nicht, wirkt als natürlicher Geschmacksverstärker, verhindert Zahnbelag, verhütet Karies, ist für Diabetiker geeignet, ist gesundheitlich unbedenklich, in großem Umfang an Tieren getestet und in großen Mengen über eine lange Zeit von Menschen über einen langen Zeitraum verwendet worden, ohne jede Nebenwirkungen.

Dr. Elton Johnson Jr., USA, bezeichnet Steviosid als „den größten Durchbruch dieses Jahrhunderts in der Lebensmittelindustrie" und „Süßmittel der Zukunft". Er schreibt, dass große Lebensmittelkonzerne in den USA, „die man als „Who's Who" der amerikanischen Geschäftswelt ansehen könnte", ihn mit Anfragen nach Produktproben bombardieren, nachdem ein Artikel über Stevia in der Zeitschrift „Food Processing" erschienen war. Er selbst hat ein Anti-Raucher-Mittel, eine Zahncreme, einen Kaugummi und ein Mundwasser auf Stevia-Basis entwickelt. Er zitiert einen britischen Stevia-Forscher, der gesagt hat: „Steviosid ist ein ‚edles' Molekül mit einem riesigen Potential, das so groß ist, dass wir eines Tages zurückschauen und denken werden, dass wir das Steviosid-Molekül ‚beleidigt' hätten, indem wir es nur als Süßmittel betrachtet haben."[13]

Große multinationale Konzerne wie Coca Cola oder Beartrice Foods nutzen Stevia-Extrakt, um diejenigen von ihnen hergestellten Produkte zu süßen, die in Japan, Brasilien und weiteren Ländern, in denen Stevia zugelassen ist, verkauft werden, neuerdings auch in den USA.

Stevia-Blätter gibt es als Tee, als grünes oder weißes Pulver, als Flüssigextrakt auf Wasser- oder Alkoholbasis und als weiße Tabletten in der Größe von künstlichen Süßstoffen. In Japan, wo mittlerweile mehr als 40 Prozent des Süßmittelmarktes von Stevia-Produkten erobert wurde, steht Stevia als Pulver oder in Tablettenform zum Süßen in vielen Teehäusern, Cafés und Restaurants als gesunde Alternative zu Zucker und Süßstoffen. In Japan steckt Stevia in zuckerfreiem Kaugummi, Joghurt und Cola Light. In japanischen Läden findet man viele typische japanische Gerichte mit Stevia, wie eingelegtes Gemüse, getrocknete Meeresfrüchte, Fischprodukte, Gemüse, Fertigprodukte und in Sojasauce gekochte Meeresfrüchte und viele weitere Produkte wie Zahnpasta und Mundwasser.

In den USA wird Paraguayisches Stevia Grad A angeboten, die beste Qualität. Chinesisches Stevia und Stevia aus Ländern außerhalb Paraguays haben manchmal einen unangenehmen Nachgeschmack, entweder bitter oder nach Gras schmeckend.

Stevia-Produkte, leicht selbst gemacht

Zum Backen werden Stevia-Blätter am besten mit einer Kaffeemühle, per Hand oder elektrisch gemahlen oder man benutzt das fertige Pulver. Getrocknetes Stevia bleibt jahrelang haltbar. Ein Teelöffel des grünen

Pulvers und ein Viertel Teelöffel weißes, besonders hochkonzentriertes Stevia-Pulver entsprechen jeweils etwa zwei Tassen Zucker-.

Stevia-Flüssigextrakte gibt es meist auf Alkoholbasis im Versandhandel. Wenn man Stevia-Flüssigkeit selbst herstellen möchte, mischt man einen Teelöffel weißes oder grünes Pulver mit drei Teelöffeln möglichst gereinigtem, vitalisiertem Wasser und gießt die Flüssigkeit in eine kleine Flasche mit Pipette, die es in der Apotheke zu kaufen gibt. Beim grünen Pulver sollte man auf die Pipette verzichten, da sie durch die Faserstoffe leicht verstopft. Diese Flasche bewahrt man möglichst im Kühlschrank oder an einem anderen kühlen Ort auf. Ein Spritzer dieser Flüssigkeit entspricht etwa einem Stück Würfelzucker, und man kann den Extrakt zum Süßen von Tee oder Kaffee oder auch zum Kochen und Backen verwenden. Einfacher ist es, fertige Flüssigextrakte zu verwenden.

Man kann auch aus den ganzen Stevia-Blättern oder aus dem grünen Pulver einen Extrakt auf Alkoholbasis herstellen. Dazu gibt man eine abgemessene Menge Stevia-Blätter oder Pulver in reinen Alkohol (Apotheke), Weinbrand oder Whisky und lässt diese Mischung 24 Stunden ziehen. Dann filtert man die Flüssigkeit ab und verdünnt nach Geschmack mit reinem Wasser. Den Alkoholgehalt kann man verringern, indem man den Extrakt langsam bei kleiner Einstellung erhitzt, aber nicht kocht, und dabei den größten Teil des Alkohols verdunsten lässt. Diesen Extrakt braucht man nicht im Kühlschrank aufzubewahren. Er enthält mehr süße Glykoside als der Extrakt auf Wasserbasis. Beide Flüssigkeiten kann man durch Erhitzen auf dem Herd zu einem Sirup eindicken.

Man kann auch Stevia-Blätter mit heißem, möglichst reinem Wasser übergießen, kurz ziehen lassen und dann abfiltrieren. Die mineralstoffreichen Blätter können in Salaten weiterverwendet werden. Das so gewonnene „Zuckerwasser“ kann beliebig zum Süßen von Tees, oder zum Herstellen von Eiskrem, Pudding, Sirup, Götterspeise, Obstsalat oder Creme verwendet werden. Im Gegensatz zu künstlichen Süßstoffen und Zucker hat Stevia keinerlei Nebenwirkungen. In Deutschland sind Stevia-Blätter derzeit im Versand erhältlich. Man kann gemahlene Stevia-Blätter auch über gekochtes Gemüse, Salate, Getreidegerichte und Obstsalat streuen. Dadurch wird der Geschmack dieser Speisen verbessert, und das Gericht wird gesundheitlich aufgewertet.

Köstliche Kräutertees mit Stevia

Am einfachsten verwendet man Stevia-Blätter in Kräutertees. Pro 100 Gramm Teemischung werden etwa 2 Gramm, das ist ein halber gestrichener Teelöffel voll, darunter gemischt. Damit wird jeder Kräuter- oder Schwarztee angenehm süß, ohne dass es die Zähne oder die Gesundheit schädigen würde. Besonders für Diabetiker ist dies eine gute Lösung, aber auch für Säuglings- und Kindertees. Die Kleinen können an ihrer Flasche beliebig lange nuckeln, ohne dass Karies und andere Gesundheitsschäden befürchtet werden müssten (Zucker raubt dem Körper wichtige Mineralstoffe und Vitamine, die für das Wachstum wichtig sind). Besonders lecker schmecken Tees, die sonst zu bitter sind, wie Lapacho-Tee, Pu-Erh-Tee, Grüner Tee oder Tee aus Papayablättern.

Stevia-Produkte zum Kaufen

1999 gab es in Deutschland noch eine Vielzahl von Stevia-Produkten im Handel. Nicht nur Stevia-Blätter waren in den Lieferlisten etablierter Teehäuser zu finden, sondern auch Teemischungen, angereichert mit Stevia. Das war bestimmten industriellen Interessengruppen nicht recht.

Eine Pressekampagne der Europäischen Verbraucher-Zentrale in Kiel, wurde 2000 von vielen Zeitungen und allen regionalen Verbraucher-Zentralen ungeprüft veröffentlicht und führte zu einer landesweiten Kriminalisierung der Stevia-Anbieter und zur Verunsicherung der Konsumenten. In dieser Mitteilung[14], hieß es:

Im Internet wird dem Verbraucher auf deutschen Web-Seiten das Süßungsmittel Stevia-Extrakt angeboten. Dabei ist der Zusatzstoff, ein pflanzlicher Zucker-Ersatz aus Südamerika, offiziell nicht zugelassen; der Verkauf ist daher verboten, teilt das Europäische Verbraucherzentrum Kiel (EVZ) mit. Der „Wissenschaftliche Lebensmittelausschuss der EU" hat sich gegen die Zulassung der Stevioside, ca. 250- bis 300-mal süßer als Haushaltzucker, ausgesprochen. In wissenschaftlichen Studien werden u. a. fruchtbarkeitsschädigende und Krebs erregende Wirkungen diskutiert.

Das EVZ hat den Verstoß gegen das Lebensmittelgesetz den zuständigen Behörden mitgeteilt. Ein Anbieter im Internet war so dreist und machte das

Verkaufsverbot öffentlich bekannt: „... leider nur verkauft werden, wenn dieses als ‚Zusatz für Tiernahrung' deklariert wird". „Das ist unverantwortlich", meint EVZ-Ernährungsexpertin Mareke Kortmann, *„denn aus dem Angebot ist klar ersichtlich, dass dieses Pulver für die menschliche Ernährung gedacht ist"*. Allein die natürliche Herkunft des Produktes rechtfertige nicht seine Unbedenklichkeit.

Unter den Anhängern eines natürlichen Lebensstils gelten auch die Produkte Stevia-Tee und -Pulver als Geheimtipps, die zurzeit z. B. in Reformhäusern angeboten werden. Aber das Europäische Verbraucherzentrum ging davon aus, dass der Novel-Food-Antrag auf europaweite Zulassung von Stevia-Pflanzen und -Blättern im Februar im Europäischen Parlament scheitern würde. Nach Ansicht der EU-Lebensmittelexperten kann wegen unzulänglicher Informationen die Sicherheit dieser Produkte nicht gewährleistet werden. Wenn das Verbot ausgesprochen ist, müssen vermutlich auch Stevia-Tee und -Pulver aus den Regalen verschwinden. "

Nach Erscheinen dieser Meldung wurden bei den Anbietern von Stevia-Produkten Razzien durchgeführt, Ware beschlagnahmt und die Geschäftsführer mit Drohungen dazu gebracht, sich weiterhin nicht mehr für Stevia einzusetzen. Frau Kortmann von der EVZ war nie bereit sich gegen die Vorwürfe zu äußern, sie hätte wissenschaftliche Studien falsch interpretiert und ihre Informationslage unverantwortlich missbraucht.

Heute finden wir gerade noch eine Hand voll seriöser Anbieter von qualitativ hochwertigen Stevia-Produkten, die sich in den letzten Jahren wacker gegen behördliche Willkür behaupten konnten. Eine Liste dieser Händler finden sie unter www.freestevia.de

Gleichzeitig bieten über Ebay und einer Internet-Shop-Kette zwielichtige Händler neben Kohlsuppenkapseln selbst gepanschte Stevia-Tropfen und minderwertige Blätter als Bio-Ware an und schaden damit nicht nur den gutgläubigen Verbrauchern, sondern der ganzen Stevia-Bewegung. Um diesen schwarzen Schafen das Handwerk zu erschweren, ist bei Free Stevia ein einheitliches Qualitätssiegel in Vorbereitung, das sich an den Vorschlägen des ESC orientiert.[15]

Für den Konsumenten stehen eine breite Palette von Produkten zur Verfügung (z. B. www.medherbs.de), und es ist angesichts der gesundheitlichen Vorzüge von Stevia zu wünschen, dass das paraguayische Süßkraut und Extrakte daraus bald genauso gebräuchlich wie Zucker oder künstliche Süßstoffe wird und, wie in Japan geschehen, in rasantem Tempo den Süßmittelmarkt in Europa erobert.

Man kann selbstverständlich auch Stevia-Produkte aus den USA über das Internet bestellen. Deutsche Männer haben von dieser Möglichkeit auch bei Viagra regen Gebrauch gemacht, bevor das Potenzmittel bei uns zugelassen wurde. Von irgendwelchen Nebenwirkungen beim Gebrauch von Stevia ist, im Gegensatz zu Viagra, in der langen Zeit seiner Verwendung noch nie etwas bekannt geworden. Hervorragende Produkte aus organisch angebautem Stevia, Stevia-Samen und eine Broschüre zum Stevia-Anbau können Sie bei der Firma „Guarani Botanicals" via Internet bestellen[16]. Ein Teil der Verkaufserlöse kommt der Unterstützung einer Stiftung in Paraguay zugute, die ein Programm für die arme Landbevölkerung und den Schutz von einheimischen Heilpflanzen durchführt.

Mittlerweile werden im Versandhandel eine Vielzahl von Stevia-Produkten angeboten – dies ist als Beispiel die Produktpalette von nur einer Firma: 97 % reines Rebaudiosid-A ohne Zusätze; „GrooVia" ohne Nebengeschmack mit Süßungsfaktor 4 gegenüber Haushaltzucker; „ChrysaNova", ein enzymatisch modifiziertes Steviol Glycosid mit neutral-süßem Geschmack; Stevia-Sirup aus Paraguay, naturbelassen, nach traditionellem Herstellungsrezept der Guarani-Indianer zum Beispiel für die Zahnpflege; Stevia-Tabs im praktischen Spender, 300 Stück mit 90 % reinem Rebaudiosid A, auch als Großpackung erhältlich; Stevia-Fluid „Nova" im Tropfspender ohne Alkohol auch als Liter-Nachfüllpackung; „Stevia Dulce" – Stevia-Flüssigextrakt; Steviosid pur ohne Zusätze in verschiedenen Größen; „CrysantinA" mit 95 % Steviol Glycosid; ganze getrocknete Stevia-Blätter; geschnittene Blätter; pulverisierte Blätter; haltbares Stevia-Liquid mit 18 % Alkohol; Stevia-Instant, ein sprühgetrockneter und gut löslicher Wasserauszug.

Darüberhinaus finden sich im Versandhandel auch Zahnpflegemittel auf Steviabasis wie Zahnpasta, beispielsweise: Zahnpasta „biodent Basic" und „biodent Vital" sowie das vollständig biologisch abbaubare Shower Gel „Floral Scent".

2. Warum Stevia?

Zucker – das weiße Gift

„Alles, was Spaß macht, ist verboten oder ungesund.
Oder es macht dick."

(George Bernard Shaw)

„Tatsächlich sind viele Schwächen und Krankheiten durch den exzessiven und dauerhaften Konsum von Zucker und raffinierten Kohlenhydraten bedingt."

(Otto Wolff in „Zucker – die süsse Sucht")

„Die Tatsache, dass die Süßkraft von Kaá-hè-é (Stevia) der von Zucker so überlegen ist, zeigt, dass man nicht die Ergebnisse von Analysen und Kulturversuchen abwarten braucht, um den ökonomischen Vorteil von Stevia zu bestätigen."

(Moisés S. Bertoni, italienischer Botaniker und Stevia-Pionier, 19. Jh.)

Was Zucker im Körper anrichtet

Die Geschmacksrichtung „süß“ war für den Menschen schon immer begehrenswert und mit angenehmen Vorstellungen verknüpft. Die Lust auf Süßes ist angeboren, Menschenkinder kommen mit der Vorliebe für den süßen Geschmack auf die Welt. US-Professor Paul Rozin meint, dass sich darin eine uralte Menschheitserfahrung widerspiegelt, denn auf der ganzen Welt gibt es keine für den Menschen giftigen Früchte, die süß schmecken. Andere Wissenschaftler glauben, dass der süßliche Geschmack des Fruchtwassers eine Prägung auf „süß“ hinterlässt. Wussten Sie, dass die menschliche Muttermilch mit 7 Prozent Milchzucker wesentlich süßer als jede Tiermilch ist? Je süßer Flaschennahrung, desto mehr davon trinken Babys. Forscher süßten Spaghetti, und die Test-Kinder aßen deutlich mehr davon als von ungesüßten.[17]

„Dolce Vita“, das süße Leben, oder Kosenamen wie Sweetheart, Honey, süßer Schatz, Süße und das Wort „Honeymoon“ für Flitterwochen machen deutlich, dass wir „süß“ mit Genuss und Glück assoziieren. „Glück schmeckt für uns süß.“[18] (Wenn wir ein oberflächliches sexuelles Verhältnis anfangen, sprechen wir davon, „jemanden zu vernaschen“. „Das ist ja Zucker!“ rufen wir aus, wenn uns etwas gut gelungen ist oder wir großes Glück hatten. Wenn wir uns von unserer besten Seite zeigen, sprechen wir von unserer „Schokoladenseite.“)

Ernährungsphysiologisch ist Zucker ein leerer Energieträger ohne Vitamine, Mineralien oder Ballaststoffe. Vom gesundheitlichen Standpunkt unterscheidet sich weißer und brauner Zucker nicht. 100 Gramm Saccharose, wie Zucker aus Zuckerrohr oder Zuckerrüben auch genannt wird, hat 400 Kalorien und gilt als Zweifachzucker aus Glukose und Fruktose, der beim Kontakt mit der Dünndarmschleimhaut rasch gespalten wird. Der Glukoseanteil gelangt schnell, der Fruktoseanteil etwas langsamer ins Blut.

„Zucker sparen grundverkehrt – der Körper braucht ihn, Zucker nährt.“ Dies ist ein Slogan, mit dem die Zuckerindustrie für ihr Produkt wirbt. Der Körper braucht zwar „Zucker“, das Gehirn kann ohne Glukose nicht arbeiten. Was wir brauchen, ist aber nicht der raffinierte, weiße Zucker, sondern komplexe Kohlenhydrate, die langsam verstoffwechselt werden und die Mineralstoffe, die sie zu ihrer Verdauung benötigen, mitbringen und nicht, wie die leeren Kalorien der Saccharose, dem Organismus rauben. Ich mache Entwicklungsarbeit in Haiti, wo die Kinder mangels Schokolade und Süßigkeiten stundenlang an Zuckerrohr, das noch alle Mineralien enthält, kauen und lutschen und strahlend-weiße, gesunde Zähne haben.

Warum ist Zucker so ungesund? Zucker wird, bevor er sich in den Magen ergießt, verflüssigt. Im Magen reizt er die empfindliche Magenschleimhaut und kann zu Magenschleimhautentzündungen und sogar Magengeschwüren führen. Im Dünndarm wird Zucker in Glukose umgewandelt. Die Leber wird dann von so viel Glukose überschwemmt, dass sie diese an das Blut abgibt und den Zuckerspiegel des Blutes in die Höhe treibt. Es entstehen Blutzuckerprobleme. Wenn der Glukosegehalt der Leber zu hoch wird, verwandelt die Leber Glukose in Fettklümpchen, und das Ergebnis ist die so genannte Fettleber.

Von der Leber wandert ein Teil dieser Fettklümpchen ab und wird in den Muskeln, vor allem an den Hüften und am Bauch, als Fett abgelagert. Norman Walker schreibt: „Ich betrachte weißen Zucker als Gift und behandle ihn als solches. Er hat keinerlei Platz im Programm, das zu einer strahlenden Gesundheit führt.“[19]

Außerdem verursachen Zucker und zuckerhaltige Lebensmittel Karies und Zahnverfall, und Zucker bringt, wie oben erklärt, den Blutzuckerspiegel durcheinander, was zu Symptomen wie Nervosität und Kopfschmerzen führt und langfristig zu Diabetes Typ II, sogar schon bei Kindern (siehe „Stevia, das ideale Süßmittel für Diabetiker und zur Diabetes-Prophylaxe“, Seite 99 und „Stevia als Hilfe bei Hypoglykämie“ Seite 107). Die englischen Forscher Cleave und Campell haben in wissenschaftlichen Studien dokumentiert, dass Diabetes bei Völkern, die noch keine raffinierten Kohlenhydrate und Zucker verzehren, praktisch nicht vorkommt.[20] Die beiden Wissenschaftler stellten die „Regel der 20 Jahre“ auf, wonach der Kranke vor dem eigentlichen Ausbruch des Diabetes sich etwa 20 Jahre lang mit raffinierten Kohlenhydraten falsch ernährt hat.

In seinem beeindruckenden Buch „Zucker Blues“ beschreibt William Dufty seine Abhängigkeit und die Wirkungen vom „Suchtstoff Zucker“ (Untertitel). Zucker führt mit der Zeit zu Immunschwäche und Anfälligkeit für Erkältungen, weil Zucker die Aktivität der weißen Blutkörperchen über Stunden herabsetzt, zu Hämorrhoiden, Kopfschmerzen, Hautunreinheiten, Konzentrationsschwäche, Depressionen, Diabetes und damit zusammenhängender Erblindung, Geisteskrankheiten, Erkrankung der Nebennieren. Sein lakonischer Rat: „Streichen Sie den raffinierten Zucker von Ihrer Einkaufsliste – dann fallen auch die Arzt- und Krankenhausrechnungen weg.“[21]

Ein großer Kämpfer gegen den Zucker und die Werbung dafür ist der Arzt Dr. Max Otto Bruker. In seinen Büchern „Zucker, Zucker, Krank durch Fabrikzucker“ und „Unsere Nahrung, unser Schicksal“ nimmt er den Fabrikzucker und deren Hersteller, die Zuckerindustrie, aufs Korn. „Fabrikzucker kann echte Sucht erzeugen“, und nach Bruker ist Zucker auf eine Stufe mit anderen Genussmitteln wie Alkohol, Kaffee und Tabak zu stellen, und wie bei anderen Suchtmitteln brauchen Zuckersüchtige manchmal eine klinische Entziehungskur, um von ihrem Suchtmittel loszukommen. Bruker: „Wer in den Teufelskreis der Genussmittel kommt, ist in Gefahr, darin hängenzubleiben.“[22] Nach seinen Studien in der Klinik Lahnstein verursacht Zuckerkonsum Fettsucht, Krebs, Arteriosklerose, Herzinfarkt, Zahnkaries, Magengeschwüre, Leberschäden, Verhaltensstörungen, Akne, Colitis und Kinderlähmung. Anhand von Krankheitsfällen aus seiner Praxis belegt Bruker, dass sich bei einer zuckerfreien Ernährung all diese Krankheitsbilder, solange noch keine Organe dauerhaft geschädigt sind, zurückbilden.

Bezahlt die Zuckerindustrie Wissenschaftler zur Imagepolitur?

Marilyn und Harvey Diamond haben in ihrem Buch „Fit fürs Leben 2“[23] dokumentiert, dass in den USA die Zuckerindustrie Ernährungsfachleute dafür bezahlt, dass sie den Zuckerkonsum propagieren. Von Dr. Frederick J. Stare, dem Gründer des „Department of Nutrition“ (Abteilung für Ernährung) an der Harvard University of Public Health, sind folgende Aussagen öffentlich gemacht worden: „Ich würde sagen, dass die meisten Menschen ihren täglichen Zuckerverbrauch ohne gesundheitliche Beeinträchtigung verdoppeln können. Es heißt, dass Zucker nur leere Kalorien, aber keine

Nährstoffe liefert. Es gibt keine vollkommene Nahrung, nicht einmal die Muttermilch ist es." Und weiter: „Zucker sollte man als Vergnügen und nicht als ‚junk food' bezeichnen." Dr. Stare hatte vom Institut für Getreideprodukte und einigen Herstellerfirmen von Cornflakes finanzielle Zuwendungen in Höhe von fast einer Viertelmillion Dollar erhalten und vor dem Kongress zu Gunsten der Cornflakes- und Zuckerindustrie ausgesagt.

Im September 1983 versuchte ein ebenfalls von der Zuckerindustrie finanzierter Dr. Victor Herbert in der in den USA landesweit ausgestrahlten „Donahue Show" den Zuschauern weiszumachen, dass Versuche bewiesen hätten, man könne Kinder tatsächlich mit Zucker beruhigen. Er wurde ausgebuht, und ein Mann im Publikum erhob sich und sagte verärgert: „Ich bin Lehrer und kann Ihnen versichern, dass die schlimmsten Wochen in der Schule die Wochen nach den Festtagen sind. Mit diesen Zuckermengen im Körper ist mit den Kindern überhaupt nichts mehr anzufangen."[24]

Ich habe bei den Eltern von Schulfreunden meines Sohnes festgestellt, dass diese Wirkung des Zuckers bei vielen noch unbekannt ist. Sie geben ihren hyperaktiven Kindern Zucker, um ihre Ruhe zu haben, und die Folge ist, dass sie noch nervöser und aggressiver werden, weil Zucker ein „Vitamin-B-Räuber" ist. Die B-Vitamine sind für eine ausgeglichene Stimmung und ein stabiles Nervensystem unentbehrlich. Vitamin-B-Mangel kann außerdem zu Anämie, Wehenschwäche, Ödemen, Gicht, Leistungsschwäche, Depressionen, Schlafstörungen, Appetitlosigkeit, Herzklopfen und Verstopfung führen. Schon Rudolf Steiner hat festgestellt, dass Zucker die Ich-Kraft oder die Willenskraft im Menschen schwächt. „Alle unmittelbaren Verabreichungen von 'fertigen' Produkten wie Vitamin D, Zucker, auch Spielen mit 'fertigen' Puppen, Bildern, schwächt die eigene Aktivität, und dadurch das Ich."[25] (Kinder können nicht mehr „nein" – zum Beispiel zu angebotenen Drogen – sagen. Zucker macht süchtig und führt nicht nur zu Stoffwechselstörungen, sondern aus anthroposophischer Sicht auch zu einer Schwächung der Persönlichkeit. Eine Stärkung der Persönlichkeit kann nur über das Beherrschen der Abhängigkeit führen).

Auch in den USA sind die gefährlichen Auswirkungen des Zuckerkonsums auf unsere Gesundheit bestens dokumentiert.

Zucker ist nachweislich ein Risikofaktor bei Nierensteinbildung und Herzinfarkt, kann zur Bildung von Gallensteinen und Colitis ulcerosa führen.[26] Es gibt in den USA ca. 215 Millionen Zuckersüchtige, das sind fast 95 Prozent der Bevölkerung. Die Amerikaner essen etwa 110 Pfund Zucker pro Jahr, das entspricht dem Zuckerkonsum auch der Bundesdeutschen.[27]

Unsere Zivilisation mit immer schnellerem Leben weckt das Bedürfnis nach Süßigkeiten, weil immer mehr Leistung und Energie gefordert werden. Erhöhte Zuckerzufuhr regt das Gefühl der Überlegenheit und damit das Lebenstempo weiter an. Der Leistungsdruck wächst. Dieser Teufelskreis endet schließlich in Erschöpfung, weil mit Zucker kein wirkliches Leben zugeführt wird.[28]

Zucker, die Hauptursache der verbreiteten Hypoglykämie

Helmut Wandmaker, engagierter Rohkost-Propagandist, der mit 83 Jahren noch im Besitz einer gültigen Fluglizenz war, und im Alter von Mitte neunzig verstarb, machte Zucker für einen gesteigerten Appetit und Depressionen verantwortlich, und vor allem für Hypoglykämie, Unterzuckerung. Die leicht verdaulichen Zucker aus Eis, Süßigkeiten, Kuchen, Schokolade usw. gehen sofort in die Blutbahn und erhöhen den Zuckerspiegel. Da der Zuckeranstieg zu massiv ist, muss die Bauchspeicheldrüse Insulin produzieren. Da es sich bei Zucker um „künstliche“ Kohlenhydrate handelt, die leicht löslich sind, schießt die Insulinproduktion über ihr Ziel hinaus. Der Zuckerspiegel sinkt dramatisch ab und es kommt zur Unterzuckerung mit Symptomen- wie Nervosität, Erschöpfung, Verwirrtheit, Schwindel, Depression, Kopfschmerzen, Schlaflosigkeit, sexueller Unlust, Konzentrationsmangel, Heißhunger oder Hautausschlägen.[29] Wandmaker: „Es gibt Millionen von Kranken, die nichts von ihrem wirklichen Zustand wissen und leider auch von ihrem Arzt als 'Nervenbündel' angesehen werden. Kehre zurück zur Natur, und du bist den ganzen Rattenschwanz von dubiosen Symptomen los.“

John Yudkin hat in seinem Buch „Süß, aber gefährlich. Der Zucker-Report“[30] die Wechselwirkung zwischen Zuckerkonsum und den typischen Zivilisationskrankheiten untersucht. Sein Fazit: „Hätte irgendeine Substanz auch nur annähernd jene schädliche Wirkung wie Zucker, dann wäre sie schon längst mit einem Bann belegt worden." Nach Yudkin verändert Zucker den Enzymhaushalt, führt zu Herzkranzgefäßleiden, stört die Verdauung, bringt den Hormonspiegel durcheinander, senkt die Lebenserwartung, erhöht das Krebsrisiko und das Risiko für Gallenblasenentzündungen. In einer kleinen Flasche Coca-Cola sind bereits zwei gehäufte Teelöffel Zucker enthalten, in einem Glas Fruchtsaftgetränk vier gestrichene Teelöffel, in 50 Gramm Schokolade 6 gestrichene Teelöffel Zucker. Es gibt in Supermärkten kaum noch Erdnussbutter oder Tomatenketchup ohne Zucker zu kaufen!

Die Zuckerwerbung ist auch in Deutschland irreführend

Der Arzt Otto Bruker hat in seinem Anti-Zucker-Buch die Bemühungen der Zuckerindustrie in deutschsprachigen Ländern dokumentiert, Zucker als etwas Harmloses darzustellen und Wissenschaftler für diese Darstellung einzusetzen. In der „Hör zu" 11/87 stellt Professor Dr. Harald Förster vom Klinikum Universität Frankfurt, Direktor der Anästhesiologie (!), fest: „Mit Ausnahme von Karies ist Zucker an keiner Erkrankung ursächlich beteiligt."[31] Kindern wird die Menge von „maximal einen halben bis einem Liter Limonade pro Tag" empfohlen. Bei Förster handelt es sich um einen Befürworter der Zuckerindustrie, der von Vertretern der Zuckerwirtschaft als „wissenschaftlicher" Kronzeuge zu Symposien eingeladen wird.

In Österreich warb der Gesundheitsminister für die Schluckimpfung 1988 landesweit mit den Worten „Süß. Alle Kinder naschen gern." Der „Wirtschaftlichen Vereinigung Zucker" war es einen Millionenbetrag wert, die Kassenzahnärztliche Vereinigung (KZV) Niederrhein dazu zu bewegen, in einer mit ihr abgestimmten Gesundheitserklärung die Aussage, Zucker sei eine Droge, fallen zu lassen und stattdessen Empfehlungen im Radio auszusprechen wie: „Eine ganze Tafel Schokolade nach dem Essen, dann Zähneputzen".[32]

Im Hamburger Abendblatt vom Juli 1988 konnte man lesen: „Zucker-Angst ist passé. Erwachsene brauchen etwa 200 Gramm Zucker pro Tag. Süße Energie für das Gehirn." Obwohl bei Krebskranken nachgewiesen werden konnte, dass es kein sichereres Mittel zum schnellen Wachstum von Metastasen gibt, als isolierten Zucker, war in einem Bio-Magazin für Leben und Gesundheit zu lesen, „Zucker stoppt Metastasen." Professor Dr. med. Leupold wies schon vor Jahren darauf hin, dass der Zucker eine zentrale Rolle in der Entstehung und dem Verlauf von Krebserkrankungen spielt. Im *New Scientist* Band 97, Seite 648, wird der hohe Zucker- und Süßigkeitenkonsum in den Industrienationen von britischen Wissenschaftlern verdächtigt, ein Mitverursacher von Brustkrebs zu sein. Überschüssiger Zucker steht für Zell- und auch Krebszellenwachstum zur Verfügung.

Die Wirtschaftsvereinigung Zucker e.V. in Bonn, ein Zusammenschluss von 35 Verbänden der Zuckerindustrie, gibt jährlich Millionen von Euro für Zuckerwerbung im Fernsehen aus. Wenn man bedenkt, dass bereits Vorschulkinder durchschnittlich zwei bis drei Stunden täglich vorm Fernseher sitzen und „die Glotze als Früherziehung" leider Realität ist, handelt es sich dabei um eine unverantwortliche Absatzstrategie der Zucker-Industrie.

Der Mythos vom gesunden braunen Zucker

Angesichts der gesundheitsschädlichen Wirkungen des Zuckers – dazu gehört auch Trauben-, brauner, Rohr-, Frucht- und Milchzucker – sollte meiner Meinung nach Zuckerwerbung verboten werden. Zum angeblich gesunden braunen Zucker schreibt Bruker: „Die winzigen Spuren von Mineralstoffen, die ihm noch anhaften, sind gänzlich unbedeutend, sogar indirekt gefährlich, weil sie den Mythos 'gesund' aufrechterhalten". Er bezeichnet braunen Zucker als „minderwertigen Zucker". In der Zeitschrift „Natur & heilen" vom September 1996 heißt es unter der Überschrift „Brauner Zucker gesünder als weißer?" lapidar: „Brauner Rohrzucker hat keine wertvolleren Bestandteile als weißer Zucker. Ihn trennt nur noch eine Reinigungsstufe vom Weißzucker."

George Wollnik schreibt in seiner Broschüre „*Stevia rebaudiana* – sweeter than sugar!", dass sowohl weißer als auch brauner Zucker, im Gegensatz zu Stevia, Vitamin C zerstört und eine Störung im Kalzium- und Phosphorhaushalt unseres Körpers verursacht.

Fruchtzucker ist ebenfalls ein isolierter Zucker und auch für Diabetiker bedenklich, da er im Gegensatz zu dem natürlich vorkommenden Fruchtzucker in Früchten keine Vitalstoffe mehr enthält und sich dadurch auf die Stoffwechselvorgänge der Zuckerkranken nachteilig auswirkt.[33]

Nach der Bestsellerautorin Mary Ruth Swope reduzieren zwei gestrichene Teelöffel Zucker unsere Immunkraft für mehrere Stunden um die Hälfte, weil Zucker die Aktivität der weißen Blutkörperchen herabsetzt, die unseren Körper frei von Krankheitskeimen halten. Dr. Malkmus behauptet sogar in seinem Buch „Why Christians get sick", dass eine 330-ml-Dose Limonade mit dem darin enthaltenen Zucker ausreicht, um ein Drittel unseres Immunsystems für einen ganzen Tag außer Gefecht zu setzen. Roger Buchschacher, HIV-positiv ohne Krankheitssymptome, rät daher Aids-Kranken in seinem auch für HIV-Negative sehr lesenswerten Buch „Leben ohne Grenzen"[34] von „Zucker für Menschen mit Aids und alle, die gesund bleiben wollen", ab.

In Cola-Getränken und Softdrinks sind oft zwei bis drei Esslöffel Zucker pro Liter, also bis zu 24 Stücke enthalten, geschmacklich durch Zitronen- oder Ascorbinsäure akzeptabel gemacht. Der Name „Kinderschokolade" ist eine mutwillige Irreführung: Es gibt keine zuckerhaltige Schokolade, die für Kinder gesund ist! Intelligenztests an Schülern ergaben, dass sie nach einem zuckerhaltigen Frühstück mit Marmelade, Nutella, fertigen Milchmixgetränken und gezuckertem Joghurt wesentlich schlechter als nach einem vollwertigem Frühstück, zum Beispiel aus Obst, abschneiden.

Zucker fördert die Kariesbildung und verbraucht zur Verstoffwechslung Vitamin B1, ein wichtiges Nervenvitamin. Zucker fördert Aggressivität, verdrängt eine gesunde Darmflora und leistet dadurch der Ansiedelung von Pilzen – siehe Kapitel „Stevia, eine Hilfe bei Candida und Pilzbefall", Seite 113 – und der Entstehung von Allergien und Stoffwechselstörungen Vorschub. Durch die anfängliche Überzuckerung, und durch überschießende Insulinproduktion mit anschließender Unterzuckerung, kommt es zu einem Leistungsabfall.

Nach dem Nobelpreisträger und Vitaminforscher Linus Paulig ist Zucker einer der Hauptfaktoren für frühzeitiges Altern, indem er das endokrine Drüsensystem und andere lebenswichtige Organe vorzeitig ermüdet. Falls Ihnen also Ihre Gesundheit am Herzen liegt, sollten Sie um Zucker einen großen Bogen machen!

Auf jeden Fall sollte der Konsum eingeschränkt und Zuckerhaltiges bewusst genossen werden, auch wenn Süßigkeiten keine Kostbarkeit mehr sind, wie in früheren Zeiten und es eine Tafel Schokolade auf dem Grabbeltisch schon für 50 Cent gibt. Der echte Schokoladenliebhaber zum Beispiel genießt bewusst ein Stück, als Miniaturtäfelchen oder als Praline eingewickelte Schokolade, und stopft sich nicht eine ganze Tafel hinein. Wenn schon Schokolade, wie wäre es mit einer Praline, langsam gelutscht, Sonntagmorgens im duftenden Vollbad? Erst wenn zur Lust Liebe kommt, ist die Seele ausgeglichen und zufrieden. Baur: „Wer sich vom Süßen gierig gleich alles nimmt, dem wird schlecht, nicht wohl.“[35] Nur, wenn sich Heißhunger auf Süßes in „Liebe“ zur Schokolade verwandelt, entsteht eine Beziehung ohne Krisen und Exzesse mit bewusstem Genießen.

Versteckter Zucker – eine neue Gesundheitsgefahr

Viele Verbraucher achten erfreulicherweise auf den Fettgehalt ihrer Nahrungsmittel, und es gibt immer mehr „Low fat“-Nahrungsmittel. Paradoxerweise findet sich in diesen Produkten oft besonders viel Zucker, und wer zu viel davon isst, wird trotzdem dick. Auch Zucker, der nicht zur Energiegewinnung benötigt wird, wird vom Körper in Fett umgewandelt. So enthalten „Spezial“-Cornflakes immerhin 16 Prozent Zucker, und das Slimfast-Produkt mit „French vanilla flavour“ sogar satte 61,9 Prozent. Absolute Spitzenwerte erreichen kakaohaltige Getränkepulver mit bis zu 97 Prozent Zucker![36] Frauen im gebärfähigen Alter entwickeln bei steigendem Zuckerkonsum mehr Herzkrankheiten, Männer sind in Gefahr, an den Folgen ihres Übergewichtes frühzeitig zu sterben. Michael Lean von der University of Glasgow: „Die Menschen sind inzwischen derart an gezuckertes Essen gewöhnt, dass Firmen, die neue Produkte verkaufen wollen, sie immer süßer machen müssen.“

Zucker macht süchtig. Die Zuckergier von Kindern ist ein klassisches Zeichen eines Vitalstoffmangels und kann durch die Ernährung mit Früchten, Vollkornprodukten und Frischkost „geheilt“ werden.

Das Zuckerbedürfnis verschwindet beim Weglassen von Zucker nach etwa vier bis sechs Wochen. In dieser Zeit hat sich der abgestumpfte Geschmack wieder auf eine gesunde Empfindung normalisiert. Diese Zeit gilt es durchzustehen, was nur durch Einsicht, Willen und bei Kindern durch positives Vorbild zu erreichen ist. Es funktioniert nicht, den Kindern Süßigkeiten auszureden, wenn man selbst Schokolade als Seelentröster konsumiert. Liebe, Körperkontakt und Verständnis sollten statt Geschenken und Verwöhnung angeboten werden.

Werbung für Süßigkeiten und andere zuckerhaltige Produkte sollte meiner Meinung nach eingeschränkt werden und im Fernsehen nur zu Sendezeiten laufen, zu der Kinder nicht mehr vor dem Bildschirm sitzen. Werbung für „das gesunde Bonbon", aufgewertet durch Vitamine, ist leider üblich geworden, und der angeblich gesunde Pausensnack mit viel Milch in einer einzigen Schnitte ist Augenwischerei. Ich empfinde es als Skandal, dass in öffentlichen Schulen wie dem Gymnasium meines Sohnes Langnese-Eis-Automaten zur Selbstbedienung stehen. Kindern Süßes ganz zu verbieten, macht das Verbotene erfahrungsgemäß erst recht attraktiv. Aber der verantwortungsvolle Umgang damit wäre wichtig. Dazu gehört neben der Einschränkung der Werbung natürlich auch das gute Vorbild der Eltern. Wir können von unseren Kindern nichts verlangen, was wir selbst nicht bereit sind einzuhalten!

Im Winter frische Luft statt Schokolade!

In der dunklen Jahreszeit ist die Lust auf Süßes am größten, weil Zucker die Serotoninbildung anregt und damit als Stimmungsaufheller wirkt. Denselben Effekt haben wir, wenn wir jeden Tag – auch im Winter – draußen für mindestens eine Stunde Licht tanken. Das Tageslicht in geschlossenen Räumen reicht nicht aus, es kann zu den gefürchteten „Winterdepressionen" kommen, wenn wir uns in der dunklen Jahreszeit nur drinnen aufhalten. Die Sonne braucht dabei nicht zu scheinen! Da Ausdauertraining zusätzlich die Produktion von Glückshormonen wie Serotonin und Endorphinen ankurbelt, empfehle ich joggen oder Skilanglauf, egal bei welchem Wetter, und für weniger Sportliche lange Spaziergänge mit und ohne Hund. Eine Empfehlung der Kronenzeitung, der größten österreichischen Sonntagszeitung, lautet: „Führen Sie täglich Ihren Hund spazieren, auch, wenn Sie keinen haben!" Positiv wirken sich als Stimmungsaufheller in der dunklen Jahreszeit Vollspektrumlampen aus, die das gesamte Spektrum des Sonnenlichts enthalten (derzeit z. B. bei der Firma „Ross – Gesundes Licht" in Hamburg erhältlich).

An dieser Stelle müssen die Informationen über die vielschichtige Problematik des Zuckers genügen. Wer sich zu diesem Thema weiterbilden möchte, dem seien das Anti-Zucker-Buch von Bruker und die Anti-Zucker-Broschüre von Otto Wolff empfohlen, die zur Pflichtlektüre jeder Mutter, jeden Vaters und jeder Kindergärtnerin gehören sollten und sich spannender als ein Krimi lesen.

Karl Dieterich hatte 1909 in einem Vortrag über die Bestandteile der Stevia-Pflanze aufgrund des hohen Preises – damals ca. 5 Euro pro Kilo – noch geschrieben, „Wir brauchen also vorläufig nicht zu fürchten, dass durch diese Süßstoffpflanze unserem Zucker irgend welche Konkurrenz entsteht oder gar ein natürliches Saccharin damit eingeführt werden kann." Mittlerweile wird Stevia in großem Ausmaß angebaut, und vielleicht sollte sich die Süßstoff- und Zuckerindustrie überlegen, ob sie nicht besser auf den fahrenden (Gesundheits-)Zug aufspringen und sich selbst um die Vermarktung von Stevia kümmern sollte, um der unliebsamen Konkurrenz etwas Positives abzugewinnen.

Natürliche Süßungsmittel im Naturkostladen – eine gesunde Alternative?

„Der industriell hergestellte Zucker – dazu gehören Trauben-, Frucht- und brauner Zucker – macht Vollkornprodukte und Frischkost unverträglich."

(Dr. med. Otto Bruker)

„Bienenhonig erzeugt genauso eine Unterzuckerung, wie alle anderen Zuckerstoffe, ganz gleich, wie diese heißen! Vollkornbrote dick mit Honig bestrichen, erzeugen auch den Zuckerrausch. Wer hat angeordnet, den Bienen den Honig zu klauen?"

(Helmut Wandmaker)

Süßmittel aus dem Naturkostladen

In der Presse erscheinen immer wieder Artikel wie „Gesund süßen ohne Zucker"[37], die Obst-Dicksäfte, Apfelsüße, Zuckerrüben-Sirup, Melasse oder Agaven-Dicksaft als gesunde Alternative zum Fabrikzucker darstellen. So heißt es in diesem Artikel: „Zucker entzieht dem Körper wichtige B-Vitamine, hat auch keine Biostoffe. Gesünder sind natürliche Süßmittel: Sie liefern viele Mineralstoffe und Vitamine. Außerdem sind sie kalorienärmer als Zucker. Damit süßen Sie gesund."[38]

Ernährungswissenschaftler sehen aber auch diese Süßungsmittel natürlichen Ursprungs kritisch. Marilyn und Harvey Diamond schreiben in ihrem Buch „Fit fürs Leben 2" auf die Leserfrage, „Welche Süßungsmittel sind die besten?": „Ich kenne keine Süßungsmittel, die nicht irgendwelche Nachteile haben."[39] (Anm. d. A.: Als das Buch erschien, war Stevia in den USA noch nicht bekannt). Und Bruker stellt fest: „Nicht besser sind die süßen Alternativen, die in letzter Zeit in zunehmendem Maße auf dem Markt erscheinen. Sie stellen ebenfalls -Konzentrate dar, mit denselben negativen Wirkungen wie die Fabrikzuckerarten."[40] Zuckerkonzentrate jeder Art erzeugen nach Dr. Bruker Unverträglichkeiten wie Blähungen und Gärstuhl, wenn gleichzeitig Frischkost und Vollkornprodukte verzehrt werden.

Immer mehr werden in Naturkostläden und Reformhäusern süße Alternativen natürlichen Ursprungs angeboten, wie zum Beispiel Ahornsirup oder Vollrohrzucker. Es handelt sich dabei um Zuckerkonzentrate, die in der Natur nicht vorkommen. Der Verbraucher hält Ahornsirup aufgrund der Empfehlungen für gesünder als üblichen Zucker. „Er kommt damit vom Regen in die Traufe“ (Bruker), denn dass durch den Verzehr von Ahornsirup gesundheitliche Störungen (Anm. d. A.: dieselben wie bei Zucker) auftreten können, ist ihm meist nicht bekannt. Durch die Erhitzung auf 103,5 Grad Celsius wird der Zuckergehalt des Ahornsaftes von etwa 2,5 Prozent auf über 66 Prozent (!) konzentriert. Aus 40 Litern Ahornsaft wird nur ein Liter Ahornsirup gewonnen. Die Bäume, die ein Mindestalter von 40 Jahren erreicht haben müssen, werden aufgrund der starken Nachfrage nach Ahornsirup zunehmend mit Vakuumpumpen ausgesaugt – ein übermäßiger Raubbau an den Ahornbäumen vor allem Kanadas. Ahornsirup ist teuer und gilt als „Kaviar“ unter den Süßungsmitteln.

Auch Succanat, Melasse, Ur-Zucker, Rapadura und andere süße Produkte werden einem fabrikmäßigen Herstellungsverfahren unterworfen. Zur Verhinderung von Bakterienwachstum werden dem Endprodukt chemische Stoffe zugesetzt, so fand man bei Untersuchungen von Ahornsirup beispielsweise Formaldehyd. Melasse enthält etwa 65 Prozent, und Rübenkraut 62 Prozent Zucker. Dicksäfte wie Birnendicksaft bleiben wegen ihrer Klebrigkeit länger an den Zähnen haften und fördern so die Kariesbildung. Bruker hat herausgefunden und in seinem Anti-Zucker-Buch dokumentiert, dass all diesen Produkten meist das Vitamin B1 fehlt, was vom Körper benötigt wird, um Zucker im Körper abzubauen.

Ist Honig eine gesunde Alternative?

Die Deutschen sind die größten Honig-Verbraucher weltweit. Auch Honig ist leider nicht so gesund, wie viel Menschen glauben. „Wegen des hohen Zuckergehaltes ist stärkerer Honigverzehr aus ernährungswissenschaftlicher Sicht ebenso anzulehnen, wie ein hoher Zuckerverbrauch.“[41] Honig besteht immerhin zu etwa 80 Prozent aus Zucker. Der Anteil an Vitaminen und Mineralstoffen ist so gering, dass sie keinen sehr großen Beitrag für eine gesunde Ernährung leisten. Da Honig klebrig ist und an den Zähnen haftet, fördert er die Bildung von Karies. Säuglinge können im ersten Lebensjahr von Honig starke Durchfälle bekommen. In wärmebehandeltem Honig sind die Enzyme abgetötet. Außerdem werden im Honig oft Rückstände wie das gesundheitlich bedenkliche Phenol und Pyrethroide gefunden. In der EU-Verordnung zum ökologischen Landbau fehlen bislang Richtlinien für eine biologische Honigqualität. Auch Honig bringt die Insulinschaukel wie Zucker in die gefährliche Auf- und Abwärtsbewegung und führt zur Unterzuckerung. Honig auf Butterbrot führt zur Gärung in Magen und Darm, mit Alkoholbildung und Blähungen,[42] und kann durch Gasbildung zu Herzbeschwerden führen.

Brauner Zucker, der „süße Betrug"

Die Zeitschrift Öko-Test nannte in ihrem November-Heft 1990 braunen Zucker schlichtweg „süßen Betrug". Am besten schnitten in diesem Test zwei Produkte ab: „Rapadura und Ur-Süße sind die beiden Rohrzucker mit den besten Vitamin- und Mineralstoffwerten. Sie reichen aber nicht aus, um aus dem Ur-Zucker ein vollwertiges Nahrungsmittel zu machen, das dem Körper noch Vitamine liefern kann." (Öko-Test 11/90) Alle anderen untersuchten Produkte liegen noch unter diesem Standard. Vollrohrzucker enthält etwa 80 Prozent Zucker. „Die Verbraucherinitiative" schreibt in einer lesenswerten Broschüre: „Brauner Zucker ist keineswegs besser oder gesünder als weißer Zucker, nur ein bisschen 'dreckiger'. Es ist Zucker, bei dem die letzte Reinigungsstufe ausgelassen wurde."[43] Bruker kommt zu dem Schluss: „Mit einer Scheibe Vollkornbrot decken Sie Ihren Vitamin-B1-Bedarf und Mineralstoffbedarf mehr, als mit den angeblichen Wirkstoffen, die bei den Vollrohrzuckerarten angepriesen werden."[44]

Stevia ist eine gesunde Alternative

Stimmt es nun, wenn die Verbraucherinitiative schreibt: „Gesunde Süßungsmittel gibt es nicht"? Stevia bietet sich als gesunde Alternative an. Das paraguayische Süßkraut hat keine Kalorien, wirkt antibakteriell und damit zahnschützend, beeinflusst den Blutzuckerspiegel nicht und führt damit nicht zur Unterzuckerung oder zu Stoffwechselstörungen wie Diabetes. Da dem weißen Stevia-Pulver fast alle Mineralien und anderen Vitalstoffe entzogen wurden, empfehle ich, das grüne, mineralstoffreiche Pulver zu verwenden oder sich Pulver aus getrockneten Stevia-Blättern selbst herzustellen, indem man die Blätter in der Kaffeemühle mahlt. Man kann das grüne Pulver fertig kaufen, ebenfalls den daraus hergestellten Extrakt.

Ich habe in meiner geräumigen Handtasche immer eine 30-ml-Pipettenflasche mit Stevia-Extrakt dabei, oder die praktischen „Stevia-Tabs", wobei ein Tab etwa der Süßkraft eines Stücks Würfelzucker entspricht. Wenn ich unterwegs einen Tee trinke, habe ich mein gesundes Süßmittel zur Hand.

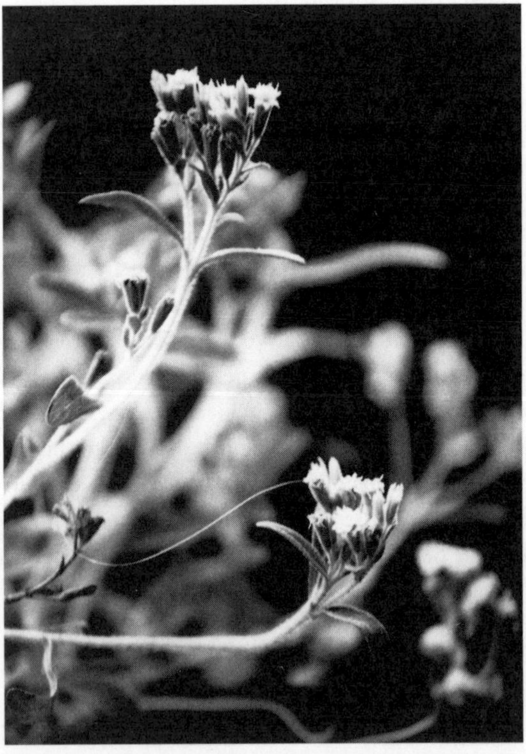

Die Stevia entwickelt hübsche kleine weiße Blüten

Künstliche Süßstoffe – „Genuss ohne Reue" oder „tickende Zeitbombe"?

„Wir leben, solange es Gott bestimmt hat, aber es ist ein großer Unterschied, ob wir jämmerlich wie arme Hunde leben oder wohl und frisch."

(Johann Wolfgang von Goethe, 1749 – 1832)

„Stevia hat alle Vorzüge von Saccharin und keine seiner Nachteile. Wenn man Stevia richtig verwendet, hat es keinen Eigengeschmack. Es ist einfach süß. Saccharin dagegen wird leicht bitter, wenn man zu viel davon nimmt. Stevia ist konzentrierter als Aspartam."

(Dr. Leigh Broadhurst, Chemiker und Ernährungswissenschaftler)

Künstliche Süßstoffe, ein Millionen-Geschäft

Lightprodukte sind „in" und Süßstoffe sind für viele gesundheitsbewusste Menschen eine Alternative zu Zucker geworden: Kalorienfrei oder kalorienarm (Aspartam hat bescheidene vier Kalorien pro Gramm), für Diabetiker geeignet, und zahnschonend. Unter künstlichen Süßstoffen versteht man alle synthetisch hergestellten, intensiv süß schmeckenden Substanzen, die zur Verwendung in kalorienreduzierten oder diätetischen Nahrungsmitteln und Getränken entwickelt wurden. Die Deutschen gaben allein 1995 für Süßstoffe ca. 87 Millionen Euro aus, 4,5 Millionen mehr als im Vorjahr. In den USA, wo Süßstoffe zunehmend selbst in Kindernahrung verarbeitet werden, sind Diät-Produkte noch beliebter. Der weltweite Süßungsmittel-Markt hat ein Volumen von etwa zwei Milliarden US-Dollar.

Viele Essgestörte, die unter Bulimie oder Magersucht leiden, sind auf dem „Süßtrip" und verwenden große Mengen künstlicher Süßstoffe aus Angst vor einer Gewichtszunahme. Durch den süßen Geschmack chemisch hergestellter Süßstoffe werden die Geschmacksnerven mit der Zeit abgestumpft, und man braucht immer mehr von dem weißen Surrogat aus dem Chemielabor.

In Deutschland sind sechs Süßstoffe zugelassen: Die chemisch synthetisierten Substanzen Saccharin, Cyclamat, Acesulfam und das bereits zum Teil gentechnisch erzeugte Aspartam, auch unter dem Handelsnamen Nutrasweet oder Canderel im Handel, sowie die beiden pflanzlichen Süßen Thaumatin und Neohesperidin. Süßstoffe findet man in vielen Diätgetränken und Fertigprodukten und sie kommen flüssig, als Pulver oder als Tabletten auf den Tisch.

Süßstoffe, „modern und gesund"?

Die Süßstoffindustrie lobt ihre Produkte als „moderne, geschmacklich attraktive und gesunde Lebensmittel". So unproblematisch und gesundheitlich unbedenklich scheinen diese Süßstoffe allerdings nicht zu sein. Die Weltgesundheitsorganisation WHO empfiehlt daher Grenzwerte, so genannte ADI-Werte. ADI heißt „acceptable daily intake" oder übersetzt „akzeptierbare tägliche Dosis". Diese Werte stellen für Erwachsene die Menge von Süßstoff dar, die pro Kilogramm Körpergewicht täglich mit der Nahrung aufgenommen werden kann. Die ADI-Werte für Saccharin liegen bei fünf Milligramm pro Kilo, die für Cyclamat bei 11 Milligramm pro Kilo, die für Acesulfam, das im Gegensatz zu Aspartam kochfest ist, bis 15 Milligramm pro Kilo, Neohespendin DC bis 5 Milligramm pro Kilo, und Aspartam, das zum Beispiel *Cola light* und zuckerfreien Kaugummis zugesetzt wird, bis 40 Milligramm pro Kilo.

Ein 70 Kilogramm schwerer Mann kann täglich 20 handelsübliche Mischsüßstoff-Tabletten aus Cyclamat und Saccharin oder maximal einen Teelöffel der entsprechenden Flüssigkeit verwenden. Ich kenne Magersüchtige und Bulimie-Kranke und viele, die keine dieser beiden Essstörungen haben, die täglich das Mehrfache dieser Menge an Süßstoffen zu sich nehmen.

Krebsverdacht gegen Saccharin und Cyclamat

Der Krebsverdacht gegen Saccharin und Cyclamat ist bis heute nicht ausgeräumt.[45] Saccharin ist sehr süß – 550-mal so süß wie Zucker –, wird aber bitter, wenn man zu viel davon nimmt. 1879 entdeckt, handelt es sich um den ältesten künstlichen Süßstoff. Als Saccharin 1886 erstmals angeboten wurde, startete die Zuckerindustrie aus wirtschaftlichen Gründen sofort eine Diskriminierungskampagne. Bruker: „Heute haben sich Zucker- und Süßstoffindustrie weitgehend arrangiert."[46]

Bisher gibt es keinen Nachweis einer gesundheitsschädlichen Wirkung beim Menschen, jedoch wurde durch Tierversuche mit hohen Dosen eine karzinogene (Krebs erregende, d. Autorin) Wirkung nachgewiesen."[47] Viele Ernährungsberater in den USA und Europa empfehlen ihren Klienten daher, um Saccharin einen großen Bogen zu machen. Klaus Oberbeil, Buchautor und Ernährungswissenschaftler, kritisiert, dass das fast allgegenwärtige Saccharin bei Kindern zur Gewöhnung an Süßes und damit irgendwann auch zu erhöhtem Zuckerkonsum führt. „Hier zeigt sich deutlich die verführerische Komponente der Light-Produkte."[48]

Cyclamat hat weniger Nachgeschmack, süßt aber nicht so stark wie Saccharin. Daher werden diese beiden Süßstoffe oft gemischt eingesetzt. In den fünfziger Jahren war Cyclamat ein weit verbreiteter Süßstoff. „Studien an Tieren ergaben bei hohen Dosen ein erhöhtes Krebsrisiko."[49] Daher wurde Cyclamat in Großbritannien, den USA und einigen anderen Ländern verboten. In Deutschland ist Cyclamat nur für Diätzucker zugelassen.

Die 1994 beschlossene EU-weite Regelung über Süßungsmittel verbietet ausdrücklich Süßstoffe in Fertignahrung für Säuglinge und Kleinkinder. Man kann sich fragen, warum Süßstoffe für diese Bevölkerungsgruppe aus gesundheitlichen Gründen verboten sind, aber für ältere Kinder und Erwachsene unbedenklich sein sollen?

Aspartam, Verkaufsrenner unter den Diätsüßen

Verkaufsrenner unter den Diätsüßen ist zurzeit der in den USA umstrittene Stoff Aspartam, in Deutschland als „Nutra Sweet" oder „Canderel" auf dem Markt und in Diät-Cola, Vitaminbonbons und Eiskrem enthalten. Aspartam, ein Dipeptid aus den Aminosäuren L-Asparaginsäure und L-Phenylalalin, ist etwa 200-mal so süß wie Zucker. Wegen seinem Gehalt enylalalin sollte Aspartam von Kindern mit Phenylketonurie, der Unfähigkeit, Phenylalanin abzubauen, gemieden werden. Aspartam ist besonders für diejenigen gefährlich, die zwar gesund sind, aber die genetische Information für das phenylalaninabbauende Enzym nur auf einem anstatt auf zwei Genen codiert haben. Bereits eine Dosis von 34 mg Aspartam pro Kilogramm Körpergewicht führt bei Betroffenen zu einer Verlangsamung der Gehirnströme. Eine Dose Diät-Cola oder Diät-Brause enthält bereits etwa 200 mg Aspartam, und daher sind besonders Kinder wegen ihrem geringen Körpergewicht gefährdet. Ein entsprechender Hinweis, der allerdings von Kindern im Vorschulalter nicht gelesen werden kann, findet sich auf den Packungen.

Professor Richard Wurtman vom Massachusetts Institute of Technology, USA, einer der weltweit renommiertesten Stoffwechselexperten, warnt vor Aspartam. Die Phenylalaninkonzentration im Gehirn kann bei Aspartam-Verzehr vervierfacht werden, und damit die Tyrosinkonzentration im Gehirn um 300 Prozent (!) steigen. Tyrosin, eine Aminosäure, ist ein Stoffwechselprodukt von Phenylalanin. Viele Kinder in den USA und bei uns trinken literweise künstlich gesüßte Light-Limonaden und können dadurch Kopfschmerzen, Depressionen, Übelkeit und epileptische Anfälle bekommen.[50] Bei Frauen führt Aspartam-Konsum oft zu Menstruationsbeschwerden.[51]

Im Internet finden sich unter dem Stichwort Aspartam Informationen, Literaturhinweise und einige tausend (!) Seiten Erfahrungsberichte von Aspartam-Konsumenten, und die meisten davon sind kritisch. Einige aktuelle Internet-Links (Stand Januar 2010) habe ich Ihnen zur Vertiefung im Anhang zusammengestellt.[52]

Verbrauchergruppen in den USA verdammen den allgegenwärtigen „süßen Killer“ und haben eine Hotline für Aspartam-Geschädigte eingerichtet. Das Community Nutrition Institute in Washington fordert von der FDA weitere Sicherheitsstudien. Wer durch Aspartam Gesundheitsschäden erlitten hat, kann seinen Bericht – möglichst in englisch – an das „Aspartam Toxicity Information Center“[53] schicken, zu Händen Mark Gold, mit einem Hinweis, ob die Informationen ins Internet gespeist werden dürfen. Informationen bekommt man bei der Organisation: „Aspartam Consumer Safety Network.“[54] Wissenschaftliche Literatur und allgemeine Informationen über

Aspartam finden Sie auch unter http://www.holisticmed.com/aspartame/ oder E-Mail mgold@tiac.net. Die Informationen in diesem Internet-Zugang füllen einen ganzen Aktenordner, und die Lektüre konnte ich nur „in homöopathischen Dosen“ bewältigen, weil die Erfahrungsberichte zum Teil sehr deprimierend sind. Im Gegensatz zu den USA hat im deutschsprachigen Raum eine Selbstorganisation Aspartam-Geschädigter noch nicht stattgefunden. Vielleicht ist dieses Buch ein erster Schritt in diese Richtung. Die EU hat jetzt endlich eine Langzeitstudie zu Aspartam in Auftrag gegeben. Vorläufig ist Aspartam dennoch zugelassen, die Konsumenten werden sozusagen als „Versuchskaninchen“ missbraucht.

Seit die US-Behörde FDA Aspartam Anfang der achtziger Jahre zugelassen hat, riss die Kontroverse um die Frage nicht ab, wie gesundheitsgefährlich die Abbauprodukte dieses Süßstoffes sind. Beim Abbauprozess im Körper zerfällt Aspartam in einzelne Aminosäuren, in Aspartat und Phenylalanin, sowie zu einer kleinen Menge Methanol, einem für Menschen giftigen Holzalkohol. Die Aspartam-Hersteller stehen auf dem Standpunkt, die Methanolmenge sei zu klein, um im menschlichen Körper als Nervengift und damit neurotoxisch wirken zu können. Aspartam-Kritiker wie Verbrauchergruppen in den USA behaupten dagegen, die Methanol-Konzentration reiche mit Sicherheit aus, um das Gehirn dauerhaft zu schädigen.

Aspartam wirkt stimulierend auf die Zellphysiologie des Gehirns, der Leber, der Nieren, der Bauchspeicheldrüse und der endokrinen Drüsen. In einigen Nervenzentren sind sehr viele Rezeptoren für Aspartam vorhanden, und einige Autoren bringen die anhaltende Stimulierung der Brustdrüsen mit der steigenden Rate von Brustkrebs bei Frauen in Verbindung. Aspartam führt in Rattenexperimenten zu Tumorbildung.[55] Das „Arzneitelegramm“ meldete bereits 1987, dass Aspartam auf das Zentralnervensystem wirkt und offensichtlich die Hunger- und Sättigungsregulation stört.

Aspartam wird auch zu Formaldehyd abgebaut

Eines der Stoffwechselprodukte, zu dem Methanol weiter abgebaut wird, ist das hochgiftige und karzinogene (krebsauslösende) Formaldehyd.

Wenn Diät-Getränke zu lange bei höheren Temperaturen im Regal stehen, wird Aspartam schon in der Dose oder Flasche zu Methanol und dann zu Formaldehyd und der ebenfalls Krebs erregenden Formalinsäure abgebaut.[56] Der Washingtoner Psychiater und Neuropathologe John Ilney bringt den statistisch nachgewiesenen Anstieg von Gehirntumoren in den USA seit Anfang der achtziger Jahre mit dem 1981 eingeführten Aspartam in Verbindung und veröffentlichte diese Erkenntnis 1996 im „Journal of Neuropathology and Experimental Neurology". Die Herstellerfirma von Nutra Sweet hatte die Veröffentlichung des kritischen Berichtes laut der britischen Medizinzeitschrift „Lancet" im Herbst 1996 mit Druck auf den Chefredakteur des oben genannten Wissenschaftsblattes vergeblich versucht zu verhindern. Nachdem der Bericht erschienen war, beschimpfte NutraSweet den Bericht als „Angstmacherei" und warf dem Autor „Datenmanipulation" vor.[57]

Auch die Lobbygruppe der hiesigen Süßstoffindustrie bezeichnete den Wissenschaftler als Querulanten. In einer Pressemitteilung heißt es, Aspartam sei wirklich „so sicher wie süß", die Studie verunsichere nur die Konsumenten. Dagegen wetterten Verbrauchergruppen in den USA gegen den allgegenwärtigen „süßen Killer" Aspartam und richteten eine Hotline für Geschädigte ein. Das Community Nutrition Institute in Washington fordert von der FDA – bisher vergeblich – weitere Sicherheitsstudien. Beim unabhängigen Arznei-Telegramm in Berlin hält man die Langzeitverträglichkeit von Aspartam für „klärungsbedürftig" und empfiehlt daher, „auf Aspartam-gesüßte Produkte zu verzichten."[58]

Wie soll sich der Verbraucher, der die gesundheitlichen Nachteile von Zucker vermeiden will, im Hinblick auf Süßstoffe verhalten? Die Unbedenklichkeit von Süßstoffen ist nicht gesichert. Zuckeraustauschstoffe wie Xylit, Sorbit, Mannit und Palatinit können laut Bruker Bauchschmerzen, Blähungen, Durchfall und Übelkeit verursachen. Schon 10 g können zu Durchfällen führen. Die Stoffe, die im Dünndarm nicht resorbiert worden sind, werden durch Bakterien im Dickdarm fermentiert, regen dabei die Darmtätigkeit an und führen zu vermehrter Gasbildung und dünnem Stuhl. Xylit wird aus Birkenholz, Maiskolben und Stroh gewonnen und vorwiegend in Süßwaren, Kaugummis und Zahnpasta verwendet, weil es Karies verhüten kann.

Sind Süßstoffe langfristig eine Gesundheitsgefahr?

Angesichts der vielfältigen negativen Auswirkungen auf unsere Gesundheit empfehle ich, um künstliche Süßstoffe einen großen Bogen zu machen. Ich verwende sie nicht und achte darauf, dass sie in keinen Lebensmitteln sind, die meine Familie und ich essen. Es gibt kaum einen Kaugummi oder eine Zahnpasta ohne künstliche Süßstoffe. Daher verwende ich Zahnpasta und Kaugummi nur aus dem Naturkostladen. Autoren von Gesundheitsratgebern wie David Richard, Otto Bruker, Marilyn und Harvey Diamond, Helmut Wandmaker und Mary Ruth Swope raten vom Konsum künstlicher Süßmittel ab, und manche sprechen von einer „tickenden Zeitbombe." Auch mir kommt kein Süßstoff über die Lippen, nachdem ich durch entsprechende Erfahrungsberichte im Internet gesurft bin, in denen Anwender zum Beispiel von epileptischen Anfällen oder Nervenschmerzen als Folge des Aspartam-Konsums berichten.

Batmanghelidj, ein bekannter persischer Buchautor und Wasser-Experte, macht seiner Besorgnis über die Langzeitwirkungen künstlicher Süßstoffe Luft: „Die Anwendung dieser künstlicher Süßstoffe mit ihrer 'falschen' Stimulation von Nervenzentren, durch die eine Aufnahme von Energie vorgetäuscht wird, hat weitaus ernstere Auswirkungen, als nur eine Gewichtszunahme. Wenn ich an die Mikro-Physiologie in den Zellen denke, kommen mir angesichts der gewohnheitsmäßigen Verwendung dieser Aminosäuren große Bedenken. Ich bin besorgt, welche Langzeitwirkungen sich durch die direkte Stimulierung des Nerven- und Drüsensystems im Gehirn mit diesen chemischen Süßstoffen ergeben werden. Sie sind von Natur aus für andere wichtige Ausgleichsfunktionen im Körper gedacht."[59]

Wenn man sich gesund, mit einem hohen Anteil an komplexen Kohlenhydraten wie Obst und Gemüse, die langsam verstoffwechselt werden, und viel von vitalstoffreicher Rohkost ernährt und natürliche Nahrungsergänzungsmittel wie Gerstengras, Afa-Algen oder anderen Mikroalgen nimmt, sinkt der „Jipper" nach Süßem ganz natürlich, weil durch diese gesunden und teilweise hochkonzentrierten Lebensmittel der Blutzuckerspiegel harmonisiert und der Körper optimal mit Vitalstoffen versorgt wird. Wer Lust auf Süßes hat, kann frisches Obst essen. Früchte sind mit ihrem hohen Anteil an Fruktose die ideale Gehirnnahrung und bringen die Blutzuckerschaukel nicht in Gang. Der Fruchtzucker aus der ganzen Frucht geht langsam in das Blut über und braucht kein Insulin zur Verstoffwechselung. Mit ganzen Früchten kann die „Zuckerschaukel" gar nicht erst einsetzen. Mehr dazu im Kapitel „Stevia als Hilfe bei Hypoglykämie" auf Seite 107!

Süßstoffe führen zu erhöhter Kalorienaufnahme

Das Fatale an Süßstoffen in Light-Produkten oder im Kaffee oder Tee ist, dass das Hungergefühl verstärkt wird und dadurch unterm Strich mehr Kalorien verzehrt werden, als wenn gleich zu Zucker gegriffen worden wäre! Das liegt daran, dass der süße Geschmack die Insulinproduktion der Bauchspeicheldrüse anregt. Weil aber kein Zucker zur Verfügung gestellt wird, senkt Insulin den Blutzuckerspiegel, und man bekommt mehr Appetit. Zucker hebt zumindest kurzfristig die Stimmung, indem er, vermittelt durch Insulin, den Spiegel des „Glückshormons" Serotonin im Gehirn erhöht. Wenn aber durch Süßstoffe die Insulinausschüttung ausbleibt, bleibt auch die Stimmung im Keller, und es muss dem Körper doch wieder Zuckerhaltiges zugeführt werden, damit der Körper Insulin bereitstellen kann. Die Süßstoffproduzenten betonen in der Werbung nur die Kalorienfreiheit der Süßstoffe und ignorieren dabei den biologischen Wirkungsmechanismus, den ein Stoff wie Zucker besitzt.

Udo Pollmer, Ernährungswissenschaftler und Kolumnist der Zeitschrift „Natur&Kosmos", schreibt in seinem Klassiker „Prost Mahlzeit! Krank durch gesunde Ernährung": „Wer „light" isst, nimmt kein Gramm ab. Man isst einfach mehr." Süßstoffe werden in der Tierhaltung als Masthilfsmittel eingesetzt, weil sie den Appetit der Tiere anheizen! Es macht also vom Standpunkt einer verminderten Aufnahme von Kalorien überhaupt keinen Sinn, zu künstlichen Süßstoffen zu greifen, ganz im Gegenteil. Und für diesen Bumerangeffekt soll man noch mögliche gesundheitliche Nachteile in Kauf nehmen?

Eine Alternative mit halb so viel Kalorien wie Zucker wären Zuckeraustauschstoffe wie Isomalt. Sie fördern im Körper nicht die Insulinproduktion und führen daher nicht zur gefährlichen „Blutzuckerschaukel" mit der Gefahr von Heißhungerattacken.

In den Beeren der westafrikanischen Pflanze *Dioscoreophyllum cuminisii* wurde der Eiweißstoff Monellin gefunden, der 3000 (!) mal so süß wie Zucker ist. Japanische Forscher haben jetzt das Gen für dieses Protein in Zellen der Hefe *Candida utilis* eingebaut. Das Gen wurde so verändert, dass das Molekül noch beständiger ist und sich besser für die Nahrungsherstellung eignet, als das „Ur-Monellin".[60] Das gleiche geschah mit Talin bzw. Thaumatin, dem Süßstoff aus der afrikanischen Dschungelpflanze Katemfe, der lateinische Namen lautet *Thaumatococous daniellii.* Dieser Süßstoff ist etwa 2500-mal süßer als Zucker. Hunderten von Menschen in Westafrika bot Katemfe fast die einzige Einnahmequelle. Eine US-amerikanische Gentechnik-Firma und die Universität von Kalifornien haben die Erbanlagen der westafrikanischen Pflanze in andere Organismen wie Tomaten oder Kopfsalat übertragen und die Produkte aus dem Gen-Labor patentieren lassen. Die Gen-Pflanzen aus dem Norden ersetzen die Natur im Süden, und die Früchtesammler aus Westafrika stehen vor dem Ruin.[61] Ich lehne genmanipulierte Lebensmittel ab, weil Langzeitstudien über ihre Auswirkung auf Gesundheit und Umwelt fehlen und habe über ihre gesundheitlichen Gefahren ausführlich in meinem Buch „Warum Bio?" geschrieben.

Produktentwicklung geht oft an gesundheitlichen Bedürfnissen vorbei

Bei dieser Entwicklung dürften wieder praktische Erwägungen gesundheitliche Bedenken an die Wand gedrückt haben, wenn letztere überhaupt eine Rolle spielten. Wie heißt es im zweiten Band „Gespräche mit Gott" von Neale Donald Walsch: „Ihr tut Chemikalien in euer Essen, damit sie länger im Regal stehen können, auch wenn das heißt, dass euer Aufenthalt auf dem Planeten dadurch kürzer wird."[62] Genmanipulierte Nahrungsmittel werden aus ökonomischen Gesichtspunkten heraus, nicht zur Förderung unserer Gesundheit entwickelt. Es gibt jedenfalls noch keine Langzeitstudien über die möglichen gesundheitlichen Gefahren durch genmanipulierte Nahrungsmittel. Solange diese fehlen, empfehle ich, dem Schöpfer nicht ins Handwerk zu pfuschen und genmanipulierte Lebensmittel zu boykottieren. Es ist ein Skandal, dass es beim Verbraucherschutz nicht heißt, im Zweifel für unsere Gesundheit, sondern wir als Versuchskaninchen der Lebensmittelindustrie missbraucht werden und unser Recht auf körperliche Unversehrtheit systematisch Marktinteressen bzw. Rentabilitätsgesichtspunkten untergeordnet wird.

Viele Menschen vertragen unseren überzüchteten Kulturweizen nicht mehr und reagieren darauf mit einer Nahrungsmittelunverträglichkeit. Weizen ist neben Milchprodukten zum Hauptallergen geworden. Viele dieser Weizen-Allergiker vertragen aber die Urformen des Weizens, Kamut und Einkorn, problemlos wie auch die alte Getreidesorte Dinkel.

Ich bin selbst eine Betroffene und sehe meine Weizen-Allergie nicht als eine Krankheit an, sondern als eine gesunde Reaktion meines Körpers, der mir deutlich sagt: „Nein, danke, das kann ich nicht gebrauchen."

Eine gesunde, natürliche und kalorienfreie Alternative zu Süßstoffen und Zucker stellt Stevia rebaudiana dar. Die Natur lässt sich, wie die Gewichtszunahme durch Süßstoffe zeigt, nicht „austricksen". Langfristig ist es sinnvoller, mit der Natur zusammenzuarbeiten. Stevia, „das süße Geheimnis der Natur" (David Richard), lädt uns dazu ein. „Die Diskussion darüber, ob Saccharin und Cyclamat gesundheitsschädlich sind oder möglicherweise sogar tumorbildend wirken, hat uns veranlasst, die Untersuchungen über solche Pflanzen (wie Stevia) zu intensivieren, die von Indianern als natürliche Süßstoffe verwendet wurden."[63]

Langfristig werden wir unsere Gewichtsprobleme nur mit einer Umstellung unserer Ernährung auf Vollwertkost mit einem hohen Frischkostanteil und einem Ausdauer- und Bewegungstraining (mindestens dreimal die Woche für mindestens zwanzig Minuten) in den Griff bekommen. Nach zwanzig Minuten joggen ist der Stoffwechsel für bis zu 24 Stunden beschleunigt! Außerdem verbrennt die durch Ausdauertraining aufgebaute Muskelmasse mehr Kalorien als Fettzellen.[64] Durch Bewegung in frischer Luft versorgen wir uns über das Tageslicht auch im Winter mit ausreichend Serotonin, einem Gute-Laune-Hormon, und die Lust auf Süßes und die Gefahr einer Winterdepression schwinden (vgl. auch unter „Stevia – eine große Hilfe bei Übergewicht" auf

Seite 116). Bei seelisch bedingten Gewichtsproblemen hat sich das authentische Reiki bewährt, das ich bundesweit und in Österreich in Seminaren vermittele und worüber ich zwei Bestseller, „Das authentische Reiki“ und „Reiki“, geschrieben habe.

Süßes und Liebe sind für viele ein und dasselbe

Christoph Römer von der Berliner Verbraucherzentrale empfiehlt „weniger Süßes, und vermeiden Sie Süßstoffe“. Hinter einem „Jipper“ nach Süßem steht oft ein Hunger nach Liebe. Nicht umsonst ist die menschliche Muttermilch sehr süß, mit sieben Prozent (Milch-)Zucker süßer als jede Tiermilch! Kein Wunder, dass wir auf den Geschmack „süß“ geprägt sind und damit Positives wie Liebe und Geborgenheit assoziieren! Wer häufig einen Hunger nach Süßem hat, sollte die Vitalstoffdichte seiner Nahrung überprüfen und eventuell hochkonzentrierte, natürliche Lebensmittel wie Mikroalgen,[65] Gerstengras[66] und vitalstoffreiche Wildkräuter[67] in seine Ernährung mit einbeziehen.

Gleichzeitig können wir uns fragen, ob wir zum Beispiel in unserer Partnerschaft genug Zärtlichkeiten und Zuwendung und im Beruf genug Anerkennung bekommen. Wir sollten eine Technik wie das authentische Reiki erlernen, um unser Selbstwertgefühl zu stärken und eine gesunde Eigenliebe zu pflegen. Ich gebe bundesweit und in Österreich Reiki-Seminare. Es ist bequem, bei emotionalem Frust zu einem Schokoriegel oder zu einem Stück Schokolade zu greifen. Es handelt sich dabei aber nur um eine ungesunde und abhängig machende Ersatzbefriedigung, die sogar langfristig zu depressiven Stimmungen führen kann. Zucker macht „sauer“ und bringt uns in die Azidose, in die Übersäuerung, die sich auch auf der psychischen Ebene auswirkt: Wir reagieren leicht „sauer“, das heißt, gereizt, und fühlen uns leicht überfordert und deprimiert. (Ausführliches zu den gesundheitlichen Folgen der Azidose habe ich in einem entsprechenden Kapitel in meinem Buch „Papaya – heilen mit der Wunderfrucht“[68] geschrieben.)

Die Alternative: Befriedigende Beziehungen, die keine Frustbedürfnisse aufkommen lassen, kreieren – auch zu sich selbst.

Ich halte es mit meinem derzeitigen Lieblingsautor Neale Donald Walsch: „Lebe jeden Augenblick die großartigste Version der größten

Version, die Du jemals von dem hattest, Der-Du-Wirklich-Bist", das heißt, erinnere dich deiner göttlichen Natur und lebe sie.

Wenn wir uns immer mehr um ein solches Bewusstsein bemühen und unsere Göttlichkeit leben, erleben wir das „Dolce Vita", die Süße des Lebens, immer intensiver und sind nicht mehr von süßen „Kicks" in Form von zucker- oder süßstoffhaltigen Lebensmitteln, die unsere emotionale Leere nicht wirklich befriedigen können, abhängig. Essen wird dann zur „schönsten Nebensache der Welt" und ist nicht mehr das Zentrum, um das unsere Gedanken unentwegt kreisen.

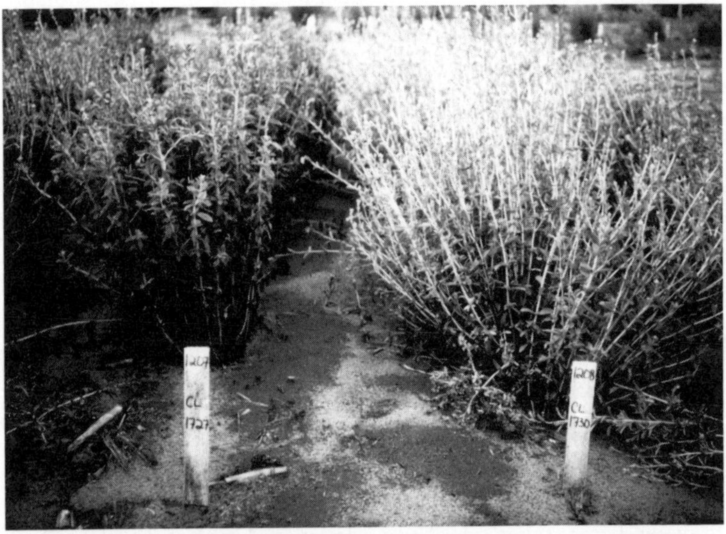

Stevia-Kulturen in verschiedenen Wachstumsphasen

3. Stevia – so süss wie sicher?

Die Ergebnisse von toxikologischen Untersuchungen

„Die traditionelle Verwendung von Stevia durch die Guarani-Indianer ist ein wichtiges Argument für die Unbedenklichkeit von Stevia.“

(David Richard in „Stevia rebaudiana, Das süsse Geheimnis der Natur“)

„Nur wenige Produkte haben jemals so konstant negative Resultate in Bezug auf Toxizität erbracht wie Stevia. Fast alle vorstellbaren Toxizitäts-Tests sind an Stevia-Extrakt (Konzentrat) oder Steviosid durchgeführt worden. Die Ergebnisse waren immer negativ.“

(Dr. Daniel Morrey, Direktor des „Mountainwest Institute of Herbal Sciences“)

„Von den beiden Süßmitteln Aspartam und Stevia schneidet Stevia bei weitem besser ab, was Sicherheit anbetrifft.“

(Dr. Julian Whitaker, „Dr. Whitaker's Newsletter“, Dezember 1994)

Stevia, ein gesundheitlich unbedenkliches Lebensmittel seit Jahrhunderten

Stevia wurde in Paraguay in vorkolumbianischer Zeit, das heißt, seit mehr als 500 Jahren, wahrscheinlich aber sogar seit mehr als 1500 Jahren, als Süß- und Heilmittel von den Indianern Südamerikas verwendet, seit Hunderten von Jahren in Brasilien, und seit mehr als dreißig Jahren in großem Umfang in Japan, wo es umfangreichen Tests unterzogen wurde. Bertoni hatte schon 1901 geschrieben, dass ein paar kleine Blätter ausreichend sind, um eine Tasse starken Kaffee oder Tees zu süßen. Zusätzlich enthalte die Pflanze keinerlei giftige Substanzen, die seinen Gebrauch einschränken würden. Und 1918 sagte Bertoni: „Stevia ist nicht nur nicht toxisch, sondern im Gegenteil gesund, wie es lange Erfahrungen zeigen, und die Studien von Dr. Rebaudi es belegen."

Ein Bericht vom Brasilianischen Ministerium für Gesundheit stellt fest, dass man die Literaturdaten und Statistiken über die Verwendung von Medizin und das Erfahrungswissen analysiert, und keinen Hinweis gefunden habe, die Caa-Hee mit irgendeinem negativen Effekt auf die Gesundheit in Verbindung bringen könnten.[69] Das Ministerium für Öffentliche Gesundheit und Wohlfahrt von Paraguay stellte 1993 fest, dass seine pharmakologische Abteilung einen Bericht erarbeitet hat, wonach im aktiven Bestandteil von Stevia rebaudiana Bertoni, „allgemein in unserem Land als KA'A HE'E bekannt", keinerlei unerwünschte Effekte gefunden wurden (Paraguayisches Ministerium für Öffentliche Gesundheit und Wohlfahrt 1993).

Es gibt keinerlei Studien, die irgendeinen Nachteil oder eine gesundheitsschädliche Wirkung von Stevia für den menschlichen Körper herausgefunden haben. Sogar die Kritiker von Stevia geben zu, dass in den letzten vierzig Jahren, in denen Stevia intensiv vor allem in Japan erforscht wurde, über keinen einzigen Fall von toxischer Belastung durch Stevia berichtet wurde.[70] Dr. Berthold Hohmann schreibt in der „Deutschen Lebensmittel-Rundschau": „Nach Lewis (1977) sind schädliche Nebenwirkungen dieses Stoffes (Steviosid, d. Aut.) bei Mensch und Tier bisher nicht beobachtet worden."[71]

Die Guarani-Indianer und Mato-Grosso-Indianer Südamerikas nutzen Stevia-Blätter seit alters her zum Süßen von bitterem Mate-

Tee. Durchschnittlich trinken diese Indianer zwischen neun und elf Becher von diesem Tee am Tag. Die Einwohner Paraguays konsumieren durchschnittlich acht Kilo Mate-Tee pro Jahr, und es ist üblich, ihn mit Stevia zu süßen. Nie wurde über irgendwelche Allergien oder Gesundheitsstörungen durch den Genuss von Stevia berichtet. Noch heute findet man in vielen Hinterhofgärten in Paraguay Stevia-Pflanzen für den persönlichen Gebrauch.

Stevia-Studien

Ein dreimonatiger Versuch mit Ratten in Japan, die einen Stevia-Wasserauszug von 0,28 Prozent, 1,4 Prozent und 7 Prozent verabreicht bekamen, zeigte keinerlei Unterschiede in Bezug auf Haargesundheit, Fruchtbarkeit, Nahrungsaufnahme oder bei Urin- und Blutuntersuchungen im Vergleich zur Kontrollgruppe. Die Gruppe, welche die sehr hohe Dosis von 7 Prozent, entsprechend 3,85 Gramm pro Kilo Körpergewicht, der gesamten Nahrungsmenge zugeführt bekam, wies ausschließlich einen leichten Gewichtsverlust im Vergleich zur Kontrollgruppe auf. Bei den Ratten, die mit Stevia in einer Dosis gefüttert wurden, die 2200-mal (!) der durchschnittlichen Tagesdosis beim Menschen entsprach, kam es zu keinerlei pathologischem, das heißt krankhaftem Befund. „Die Autoren zogen hieraus den Schluss, dass Steviosid keine toxischen Effekte besitzt, wenn es Ratten über einen Zeitraum von drei Monaten bis zu 7 Prozent der aufgenommenen Nahrungsmenge verabreicht wird."[72]

Eine ähnliche Studie mit 50 Prozent reinem Steviosid erbrachte ebenfalls keine dosisabhängige Normabweichung. Verhalten, Lichtempfindlichkeit, Ausscheidungen und Fell der Tiere waren normal, Körpergewicht und Blutwerte wurden nicht beeinflusst. Alle Tests, die Steviosid auf eine mögliche mutagene, Krebs erzeugende Wirkung untersuchten, waren negativ.[73]

Eine koreanische Studie an der Universität Seoul kam zu dem Ergebnis, dass bei Albinoratten, die 56 Tage lang große Mengen Stevia-Extrakt oral zugeführt bekamen, keinerlei Abnormalien auftraten und Stevia-Extrakt wie auch Steviosid „keine akute oder subakute Toxizität zeigte."[74]

Die Verabreichung der beachtlichen Tages-Dosis von 2,5 Gramm Steviosid pro Kilogramm Körpergewicht mit dem Trinkwasser an Ratten verursachte über mehrere Generationen hinweg keine toxischen Effekte. Die höchste Dosis, die von Ratten vertragen wird, beträgt 550 mg pro Kilo Körpergewicht.[75]

Aufgrund ähnlicher Ergebnisse zahlreicher weiterer toxikologischer Untersuchungen kommt „Hagers Handbuch der Pharmazeutischen Praxis" zu dem Ergebnis, dass die Droge als untoxisch eingeschätzt werden kann.[76] Einen guten Überblick über toxikologische Untersuchungen an Stevia findet man im Geschäftsbericht „Stevia"- Natur-Anbauers JCB.[77]

Ein Forschungsteam der Universität von Illinois bestätigte in einem zweiwöchigen Experiment, bei dem Mäusen 2 Gramm pro Kilo süße Stevia-Bestandteile verabreicht wurden, seine Unbedenklichkeit. Es handelte sich um Steviosid, Rebaudiosid A-C, Steviolbiosid und Dulcosid A, biochemische Bestandteile von Stevia.[78] In einer Studie, die in Japan an 500 Versuchstieren durchgeführt wurde, bekamen die Versuchstiere Stevia-Extrakte über einen Zeitraum von zwei Jahren verabreicht. Nach A. Douglas Kinghorn, Professor für Drogenkunde, betrug die höchste Dosis das 100fache der geschätzten täglichen Zufuhr dieser Substanz in der menschlichen Ernährung. Die Ergebnisse dieser umfangreichen Langzeitstudie bestätigten die Sicherheit von Stevia, da „keine signifikanten dosisabhängigen Veränderungen" in den Tieren im Vergleich zur Kontrollgruppe beobachtet werden konnten.[79]

Bakterienmutationstests – Ames-Tests – mit Steviosiden und Stevia-Extrakten in Japan verliefen laut Berichten des „Food and Drug Safety Center" und des Ministeriums für Gesundheit und Wohlfahrt allesamt negativ. Bezüglich einer etwaigen Toxizität haben Untersuchungen in Japan und Brasilien keine Bedenken ergeben, wenn täglich 38,5 mg Steviosid pro Kilogramm Körpergewicht nicht überschritten werden. Schon 7,2 mg pro Kilogramm und Tag liefern die Höchstmenge an für den Menschen erträglicher Süßwirkung. Stevia-Produkte sind in Japan seit Anfang der siebziger Jahre in großem Umfang von mehreren tausend Tonnen jährlich auf dem Markt.[80]

Die Forscher Pomaret und Lavieille kamen 1994 zu dem Ergebnis, dass Steviosid „nicht toxisch" ist, und nach oraler Einnahme oder

Injektion „zum größten Teil unverändert schnell vom Körper ausgeschieden wird“.[81]

Steviol-Kontroverse

Die Kontroverse um Stevia begann 1985 mit der Veröffentlichung von Forschungsergebnissen von John Pezzuto und Mitarbeitern vom Pharmazie College der Universität Illinois, Chicago, die Beweise vorlegten, wonach ein Steviosid-Stoffwechselprodukt, Steviol, in Gegenwart zweier stoffwechselanregender Substanzen mutagen, das heißt potentiell Krebs erregend wirkt.[82] Die aktivierenden Komponenten sind in der mikrosomalen Fraktion der Rattenleber lokalisiert, das heißt, in Bruchstücken des Hohlraumsystems der Zelle. Nicht verstoffwechseltes Steviol ist in diesem Testsystem nicht aktiv.[83] In seinen Schlussbemerkungen stellt Pezzuto aber klar: „Es sollte betont werden, dass es bisher keinerlei Berichte gab, wonach der Konsum von Stevia-Produkten durch den Menschen irgendwelche unerwünschten Wirkungen hatte. Andere Substanzen, die zur menschlichen Ernährung gehören, sind bekannt dafür, dass sie ebenfalls mutagene Wirkungen auslösen, ohne dass sie irgendeine negative Wirkung auf die Gesundheit haben“.[84]

Allerdings blieben diese Forschungsergebnisse nicht unwidersprochen. 1987 stellte Hooks fest, dass Steviol keinerlei negativen Effekt auf Ratten hat.[85]

Es gibt nur begrenztes Material über die Verstoffwechselung von Steviosid im Körper. Eine jüngere Laboruntersuchung „in vitro“, außerhalb des Körpers, ergab, dass Steviosid und Rebaudiosid A durch die Blinddarm–Mikroflora von Ratten zu Steviol abgebaut werden. Steviol wird offenbar vom Dickdarm von Ratten absorbiert.

Forscher wie Farnsworth, Norman und Kinghorn weisen darauf hin, dass Steviosid und Rebaudiosid A im menschlichen Darm nicht zu Steviol abgebaut werden, da der menschliche Blinddarm im Gegensatz zu dem der Ratten keine Verdauungsfunktion besitzt. Es ist wahrscheinlich, dass die Mikroflora im menschlichen Verdauungstrakt sich von der Mikroflora im Blinddarm von Ratten unterscheidet. Kinghorn betont, dass es keinerlei Beweise gibt, dass Steviol ein menschliches

Stoffwechsel-Abbauprodukt oder ein Stoffwechselprodukt der menschlichen Mikroflora sei.

Selbst wenn sich auch im menschlichen Körper Steviosid zu Steviol abbauen würde, haben Studien (zum Beispiel 1986 von Bazotte und Kollegen in Brasilien durchgeführt) gezeigt, dass Steviol nicht in der Leber aktiviert werden kann, da es intakte Zellwände der Leber nicht zu durchdringen vermag. Steviol ist nicht in der Lage, die Mitochondrienmembran einer intakten Zelle anzugreifen. Mitochondrien sind bakteriengroße Zellorganellen, die von einer Doppelmembran umgeben sind. Damit haben Steviol und Isosteviol keine Wirkung auf den intakten Organismus. In einem Versuch mit Mäusen wurde außerdem festgestellt, dass Stevia, Stevia-Extrakte und Steviosid keinen Schutzmechanismus im Körper auslösten, wahrscheinlich, weil Stevia und seine Derivate unbedenkliche Naturprodukte sind. Ein Schutzmechanismus, den der Körper gegenüber Toxinen in Gang setzt, war einfach nicht erforderlich!

Die Sicherheit von Stevia-Blättern

Professor Geuns hat auch für die getrockneten Blätter der Stevia-Pflanze am 5. Juli 2007 einen Antrag als Novel Food bei der EU eingereicht Darin schreibt er: „Toxikologische Studien, bei denen getrocknete Blätter oder Blattextrakte oral verabreicht wurden, beweisen die Sicherheit als Novel Food." Vor allen Dingen führt Professor Geuns die vielen Länder auf, in denen schon seit langem Stevia-Blätter verzehrt werden. Die weltweite Produktion von Stevia-Blättern wird auf 50.000 Tonnen geschätzt. Das Belgische Ministerium für menschliche Gesundheit und Lebensmittel-Überwachung hat *Stevia rebaudiana* auf eine positive Liste von zugelassenen Kräutern gesetzt und hat keinerlei Bedenken gegen getrocknete Blattextrakte. Professor Geuns schlägt einen ADI-Wert bis zu 250 mg getrockneter Blätter pro Kilo Körpergewicht vor.

Neues Steviosid entwickelt

Um die Möglichkeit der Verstoffwechselung von Steviosid zu Steviol völlig auszuschließen, haben japanische Wissenschaftler in den letzten Jahren süße Stevioside entwickelt, die nicht in Steviol umgewandelt werden können und keinen anhaltenden Nachgeschmack mehr haben.

Pflanzenextrakte und Reinstoffe wie Steviosid, Rebaudiosid A bis C, Dulcosid A und Steviolbiosid wiesen in mehreren Testreihen mit verschiedenen Salmonellenstämmen auch bei aktivierenden Enzymen nie eine mutagene Aktivität auf.[86] Eine gute Zusammenfassung neuerer Studien zu Rebaudiosid A bzw. Steviol Glycosid findet sich in „Food and Chemical Toxicology".[87] Ich zitiere: „Gereinigte Steviol Glycoside zeigten die Sicherheit auch bei hohen eingenommenen Dosen. Rebaudiosid A ist sicher für den menschlichen Konsum als Süßungsmittel" (Studie von M. C. Carakostas u. a.). In einem Tierversuch wurden Ratten große Mengen Rebaudiosid A verabreicht. „Alle hepatischen Funktionen und Leberwerte waren im normalen Bereich" (Studie von Leslie L. Curry u. a.). Eine placebokontrollierte Doppelblind-Studie mit 100

Menschen über 4 Wochen ergab, dass bei einer oralen Gabe von 1000 mg pro Tag von Rebaudiosid A der Blutdruck unverändert blieb (K. C. Maki u. a.). 62 Diabetiker mit Typ II Diabetes bekamen pro Tag 1000 mg Rebaudiosid A über 16 Wochen. Blutdruck und Blutzuckerwerte blieben gleich, und Rebaudiosid A wurde bestens vertragen (vgl. K.C. Maki u. a.). Eine Doppelblindstudie mit gesunden Männern ergab: Das Abbauprodukt Steviol-Glucuronid wurde hauptsächlich im Urin ausgeschieden, Steviol im Stuhl. Es wurden keinerlei Auffälligkeiten z. B. im Wohlbefinden beobachtet (vgl. A. Wheeler u. a.). In einem Überblick über wissenschaftliche Studien zu Steviol und Steviol Glycoside stellt D. J. Brusick fest, dass „weder Steviosid noch sein Stoffwechselprodukt Steviol die DNA beeinflussen noch genotoxische Schäden verursachen in Bezug auf Risiken für Menschen". Es gibt keine mutagene Aktivität von Steviol oder Steviol Glycoside. Die anderslautenden Ergebnisse mit dem Bakterienstamm TM677 konnte nicht reproduziert werden. Die Zeitschrift kommt in ihrem „Editorial" zum Schluss: „Rebiana (ein Steviol-Glycoside-Produkt von „Cargill") ist sicher für den beabsichtigten Gebrauch." Die Zusammenstellung und Bewertung der wissenschaftlichen Studien über die Sicherheit von hoch gereinigtem Rebaudiosid A „stellt einen Meilenstein dar für die Entwicklung dieses natürlichen, kalorienfreien Süßstoffes".

In Dutzenden von Studien erwiesen sich Stevia und daraus gewonnene Extrakte als ein für die Verwendung durch den Menschen unbedenkliches Produkt, so dass es heute im großen Maßstab als Ersatz sowohl für Zuckerarten wie künstliche Süßstoffe eingesetzt wird. Allein in Japan werden jährlich mehr als 2000 Tonnen Stevia-Süßstoffe produziert und vermarktet, und Stevia-Produkte wurden dort vorzeitig zur Vermarktung freigegeben, da keinerlei unerwünschte Wirkungen beobachtet wurden. David Richard kommt in seinem Buch zum Schluss: „Die oben erwähnten Studien zur Unbedenklichkeit von Stevia und ihre über hundert Jahre lange Verwendung durch die Ureinwohner von Paraguay beweisen wohl, dass Stevia-Süßstoffe in hohem Maße unbedenklich und für die Verwendung in der Nahrung ausreichend geeignet sind".[88] Die Autorin und ihre Kinder haben Stevia und Steviosid in ihrem Alltag einige Jahre lang getestet und keinerlei gesundheitliche Störungen festgestellt.

Internationale Stevia-Projekte

„Stevia ist wild und rebellisch."

– Moises Bertoni über die Stevia-Pflanze

Die Entwicklung im Herkunftsland Paraguay: Stevia-Revival auf breiter Front

Unter „Wir sind stolz auf unser Pflänzchen" erschien im Zusammenhang mit der brillanten Reportage „Das große Süßen" am 17. 11. 2008 in der „Zeit" ein Interview mit Juan Carlos Fischer, dem Präsidenten der Stevia-Kammer Paraguays.[89] Die „Cã¡mera Paraguaya de la Stevia", kurz „Capaste", stellt einen Zusammenschluss all jener dar, die am Herstellungsprozess beteiligt sind, von den Bauern bis zur Industrie. „Wir sind stolz auf unser Pflänzchen", sagt Fischer, weil mit Stevia ein kleines Land mitten in Lateinamerika die Lebensqualität an vielen anderen Orten der Welt verbessern kann. Da es bisher wenige Möglichkeiten gibt, Stevia maschinell zu kultivieren, bietet der Stevia-Anbau in Paraguay etwa 500 000 Kleinbauern eine Existenz. Damit ist Stevia in Südamerika ein Beitrag zur Bekämpfung der Armut.

In den siebziger Jahren haben japanische Plantangen unter dem Vorwand, Kleinbauern zu sein, in Paraguay Stevia-Setzlinge gekauft. Peter Grosser von EUSTAS stellt dies etwas anders dar: „Paraguay hat damals der japanischen Regierung erlaubt, Stevia auszugraben und nach Japan zu verschiffen. Seitdem ist Stevia rebaudiana in Paraguay als Wildpflanze ausgerottet." Dafür ist Japan heute einer der größten Produzenten und Konsumenten von Stevia.

Fischer sieht interessanterweise Stevia nicht in erster Linie als Süßmittel. „Stevia ist kein Zucker. Es wirkt nicht nur als natürlicher Süßstoff, sondern auch als Geschmacksverstärker." Bei Fruchtsaft wird zum Beispiel der Geschmack der Frucht intensiviert. Paraguay verzeichnet eine erfreuliche Entwicklung. Fischer: „Wir haben die Pflanze lange vernachlässigt. Inzwischen sind wir aber nach China das zweitgrößte Anbauland und wir nehmen diese Aufgabe wieder sehr ernst." In Paraguay hat Fischer als oberster Stevia-Lobbyist Paraguays 2009 damit begonnen, den künstlichen Süßstoff aus den öffentlichen Bereichen zu verbannen. Bis 2013 soll im ganzen Land bei Militär und Polizei, in Schulen und Krankenhäusern, Süßstoff durch Stevia ersetzt werden.

Schulprojekt: Stevia gegen Karies

Ein spannendes Stevia-Projekt findet an der Gartenbauschule HBLFA in Elixhausen bei Salzburg in Österreich statt.[90] Die Projektleitung hat Professor Mag. Dr. Konrad Steiner.[91] Das Projekt hat den Titel „Stevia – Verbotenes vs. Karies? SchülerInnen zeigen dem Zucker die Zähne!“ und ist seit 2006 im Internet zu verfolgen. 21 Schüler und Schülerinnen sind beteiligt, um „die Karies hemmende Wirkung von Stevia zu belegen und bereits aufgetauchte Unsicherheiten über eine toxikologische Wirkung zu relativieren“. Der „Fütterungsversuch“ mit Stevia zeigte, dass der pH-Wert im Mund über 5,5 bleibt und damit die Karies verursachenden Bakterien Streptococcus mutans den Zahnschmelz nicht schädigen können. Die Bakterien können sich zwar weiter vermehren, sind jedoch nicht in der Lage, den schädigenden Biofilm bzw. Plaque zu bilden, der bei Karies den Zahnschmelz angreift. Die Schüler planen jetzt die Produktentwicklung „einer steviasüßen Köstlichkeit, die Karies verhindern soll“. Das Ergebnis ihrer Studie drücken die Schüler so aus: „Karies beißt ins Stevia-Gras“. Zusätzlich werden sie als Landwirtschaftsschule den Anbau von Stevia näher beleuchten und auch selbst Feldversuche mit der süßen Pflanze durchführen. Unter dem Titel „Die gesündeste Versuchung, seit es Pralinen gibt“ haben die Schüler Rezepte mit Stevia entwickelt. Das Ergebnis: Mit Stevia gesüßte Milchshakes schmecken wesentlich „frischer“. Und: bei den meisten Leckereien kann man keine bzw. kaum eine negative Veränderung im Geschmack feststellen.

Ein Projekt für Entwicklungsländer

Über das Granular-Projekt referierte Carl Horn aus Schweden 2009 auf dem dritten Stevia-Symposium der EUSTAS.[92] Der Referent bezeichnet „Hunger und Existenzängste als größte Feinde für Bildung in armen Familien überall auf der Welt.“ Zu Recht kritisiert er die

Unzulänglichkeit finanzieller Hilfen. Damit werden Eigenengagement und „Hilfe zur Selbsthilfe" nicht gefördert, wie US-Präsident Barack Obama zurecht auf seinem ersten Afrika-Besuch in Ghana kritisierte. Carl Horn meint, wer Armut wirksam bekämpft, fördert damit Bildung in breiten Kreisen, was einen positiven Effekt auf die Stabilität von Demokratien habe.

Granular ist mittlerweile seit 6 Jahren in Paraguay engagiert und arbeitet mit Kooperativen und Komitees von Kleinbauern zusammen, und lässt sie von ihren Ausfuhrverträgen profitieren. In Paraguay liegt der Schwerpunkt auf Aktivierung von Kleinbauern und das Demonstrieren von „sauberen" Techniken bei der Verarbeitung von Stevia. Granular stellt den Bauern genügend Stevia-Pflanzen einer lokalen Sorte für 0,5 Hektar Anbaufläche zur Verfügung. Ohne Bewässerung ergibt sich eine Erntemenge von 1 Tonne pro Hektar, das Maximum beträgt 2,5 Tonnen, der Durchschnitt etwa 1,5 Tonnen. Diese Erntemenge verteilt sich über drei Ernten. Jede Stevia-Pflanze erzeugt über einen Zeitraum von mindestens fünf Jahren dreimal im Jahr Ernten. 2010 verspricht man sich bei Granular durch die vielen Kooperationsprojekte mit ICCO, IDB, IFC usw. eine Produktion von rund 1000 Tonnen getrockneter Blätter. Granular bietet ein Trainings-Programm für Produzenten an. 2008 nahmen 103 Bauern daran teil, 2009 bereits mehr als 500. In China liegt der Fokus auf Umweltaspekten, biologischer Landwirtschaft und der Entwicklung neuer Verarbeitungsprozesse. Für Afrika besteht eine Kooperation mit dem Earth Institute of Columbia University, New York. Granular ist zurzeit (Sommer 2009) noch im Stadium, für dieses Klima angepasste Stevia-Pflanzenarten zu testen. Granular sieht sich als Firma, die Werte hochhält. Einerseits werden Kleinbauern in Entwicklungsländern gefördert. Mit den Produkten wird ein Beitrag für die Gesundheit der Konsumenten geleistet, indem die weltweit verbreiteten Krankheiten von Diabetes II und Übergewicht bekämpft werden. Dabei wird auch Gewinn gemacht, wofür Granular sich nicht schämt, sondern ihn als Voraussetzung sieht, weiter ein zuverlässiger Partner für Nichtregierungs-Organisationen und -Vereinigungen von Bauern zu bleiben. Granular tritt für Ökologie, Nachhaltigkeit und soziale Verantwortung ein. Carl Horn erwähnt das berühmte Buch von Rachel Carson, „Der stumme Frühling", das bereits 1960 erschien und als Geburtsstunde der ökologischen Bewegung gesehen werden kann. Und er erwähnt den Autor Buckminster Fuller, der 1969 *Manual for the Space Ship Earth* (Handbuch für das Weltraumschiff Erde) schrieb. Solche Firmen, die in Entwicklungsländern Hilfe zur Selbsthilfe leisten, sollten viele Nachahmer finden. In den USA gehört es für Firmen längst zum guten Ton, sich sozial oder ökologisch zu engagieren.

Die Situation in Japan

Stevia: In Japan seit langem zugelassen

Die Einführung von Stevia rebaudiana als Süßmittel in Japan geht auf Tetsuya Sumida zurück, der die Süßkraft der Pflanze entdeckte, als er von der japanischen Regierung von 1969 bis 1971 ins Agrarinstitut in Nord-Brasilien geschickt wurde. Er sandte Stevia-Samen nach Japan und war für Anbauexperimente in verschiedenen Teilen Japans wie den Tokio-Distrikt und die nördliche Hokaido-Insel verantwortlich. Heute wird Stevia in vielen Gebieten Japans, beispielsweise auf der subtropischen Insel Kyushu, angebaut. Der Stevia-Anbau in Japan ist pro Hektar profitabler als der vorherrschende Reisanbau, allerdings mit dem Nachteil, dass Pflanzaktion und Ernte nur manuell erfolgen können.

Umfangreiche toxikologische Untersuchungen führten in Japan zur Zulassung von Stevia und daraus hergestellten Produkten als Lebensmittel. Stevia ist eines der am besten untersuchten Lebensmittel überhaupt.

Die Japaner sind sehr gesundheitsbewusst, und viele lehnen Zucker wegen seiner Wirkung auf Zähne, Gewicht und seiner Mitursache von Diabetes ab. Auch gegenüber künstlichen Süßstoffen ist die japanische Öffentlichkeit aufgrund gesundheitlicher Bedenken sensibilisiert. Überhaupt gibt es seit den siebziger Jahren in Japan den Trend – der immer noch anhält – natürliche Substanzen den synthetisch hergestellten vorzuziehen, da letztere grundsätzlich als gesundheitsgefährdender angesehen werden.

Man findet Stevia heute in Japan in allen möglichen Produkten. Pro Jahr werden in Japan Hunderte von Tonnen getrocknete Stevia-Blätter verbraucht, mit steigender Tendenz, ohne dass auch nur ein Fall von negativen gesundheitlichen Auswirkungen bekannt wurde.

Erfolgreiche landwirtschaftliche Forschung führte dazu, dass Stevia auch in anderen Ländern als in Paraguay und in Brasilien angebaut wird. Gegenwärtig findet ein erwerbsmäßiger Anbau außer in Südamerika auch in Japan, China, Südkorea, Taiwan, Israel und im südlichen Kalifornien statt. Weitere Länder, die Stevia anbauen, sind Thailand, Ecuador, Australien, Spanien, USA, Bulgarien, Ägypten und Kanada (Ontario).

Tausende von Tonnen Stevia werden in Japan jährlich konsumiert

Etwa 650 bis 750 Tonnen getrockneter Stevia-Pflanzen wurden in Japan 1981 für den Auszug von Steviosid verbraucht, 1982 bereits mehr als 1000 Tonnen – und heute sind es mehr als 2000 Tonnen. Schon 1981 überflügelte der Konsum von Stevia den Verbrauch des Süßstoff-Riesen NutraSweet. Etwa ein Drittel der in Japan konsumierten Stevia-Blätter stammt aus japanischem Anbau und rund zwei Drittel kommen aus anderen Ländern, hauptsächlich aus China (450 Tonnen), Taiwan (150 Tonnen), Thailand (100 Tonnen), Korea, Brasilien und Malaysia (zusammen 50 Tonnen). Nach Informationen von japanischen Produzenten könnte die Stevia-Produktion in Japan aufgrund ständig steigender Nachfrage noch erhöht werden, aber das Wachstum ist sowohl durch die begrenzte Fläche für den Stevia-Anbau als auch die Extraktionskapazitäten eingeschränkt.[93]

Steviosid ist in Japan hauptsächlich in drei Formen erhältlich: Erstens als Roh-Extrakt, zweitens zu 50 Prozent rein mit leicht bräunlicher Farbe und drittens zu 90 Prozent rein oder noch reiner. Bei der Produktion von Steviosid wird ein Wasserauszug von den getrockneten Blättern hergestellt, der dann gereinigt und in Kristallform gebracht wird. Der Produktionsprozess beinhaltet Wasserentzug, Farbentzug und Reinigung.

Reines Steviosid ist ein weißer Puder mit einem intensiv süßen Geschmack. Steviosid besitzt einen mentholähnlichen, bitteren Nachgeschmack, der mit wachsender Reinheit des Produktes verschwindet. Steviosid ähnelt dem Haushaltszucker, was das Geschmacksprofil anbetrifft, mit der Ausnahme seines anhaltenden Nachgeschmacks.

Es gibt besonders in Japan viele Forschungsvorhaben mit dem Ziel, die geschmacklichen Eigenschaften von Steviosid zu verbessern und seine Süßkraft zu intensivieren. Es wurden auch verschiedene süße

Bestandteile von Stevia rebaudiana isoliert und untersucht. Man fand heraus, dass Rebaudiosid A in seiner reinen Form bessere geschmackliche Eigenschaften als das neunzigprozentige Steviosid besitzt. Dieser Bestandteil ist Gegenstand eines US-Patentes und einiger japanischer Patente. In einem neueren Patent einer japanischen Firma wurde ein Süßstoff patentiert, bestehend aus Steviosid und Alpha-Glucosyl, der ein besseres Geschmacksprofil als Steviosid besitzen soll. Es gibt japanische Stevia-Produkte auf Basis von Rebaudiosid A, die „besser schmecken als Zucker“, Originalton meiner beiden Kinder.

Stevia hat etwa 40 % des Süßmittelmarktes erobert

In Japan ist Steviosid ein sehr gebräuchliches Süßungsmittel und soll bereits etwa 40 % des Süßmittelmarktes – nach dem Wert bemessen – erobert haben. Dort wird Stevia als Tischsüße in Restaurants und Cafés benutzt, in Kombination mit Fruktose in kalorienreduzierten Soft Drinks und in anderen Getränken. Außerdem findet sich Stevia in Japan in zuckerfreien Kaugummis, meist in Kombination mit Zucker-austauschstoffen wie Sorbitol, Mannit und Xylit, und in mit Zucker gesüßten Kaugummis als Geschmacksverstärker und Süßmittel. Eine häufige Kombination von Süßstoffen in Japan besteht in einer Mischung von Steviosid mit dem Lakritzextrakt Glyzyrrhizin, wobei der Geschmack beider Süßstoffe verbessert wird.

Laut Maruzen Kasei, einem der größten japanischen Steviosid-Hersteller, wird Steviosid in Japan in Pickles, Miso-Suppen, Sorbets, Soft Drinks, Eiscreme, eingelegtem süßsauren Gemüse, in Sojasauce, getrocknetem Seegemüse, als Geschmacksverstärker und in Konfekt und Backwaren verwendet. Im Japanladen habe ich Stevia in eingelegtem Ingwer gefunden.

Die rechtliche Lage in den USA

Stevia: Als Süßmittel verboten, als Nahrungsergänzungsmittel erlaubt!

In den USA war Stevia lange Zeit nicht als Lebens- bzw. Süßmittel zugelassen, sondern nur als Nahrungsergänzungsmittel ohne Hinweis auf seine Süßkraft, oder als Kosmetikum. In der Erklärung der US-Behörde FDA (Food and Drug Administration) vom September 1995 heißt es wörtlich: „Wenn Stevia in einem Nahrungsergänzungsmittel für einen technischen Effekt verwendet wird, wie dem Gebrauch als Süßungsmittel oder Geschmacksverstärker, und es als solches bezeichnet wird, wird es als unsicherer Lebensmittel-Zusatz angesehen. Aber in der Abwesenheit einer Aufschrift, die zum Ausdruck bringt, dass Stevia für einen technischen Effekt gebraucht wird oder gebraucht werden kann, ist der Gebrauch von Stevia als ein Bestandteil eines diätetischen Lebensmittels als Nahrungsergänzungsmittel nicht Gegenstand dieser Bestimmung".[94] Es entbehrt für mich einer gewissen Logik, dass Stevia als ein sicheres und unbedenkliches Nahrungsergänzungsmittel betrachtet wird, als Lebensmittel-Zusatz oder Lebensmittel aber unsicher sein soll.

Während Stevia seit Anfang der siebziger Jahre in Japan den Verbrauch von Nutrasweet überflügelte, entwickelte sich die Situation in den USA anders.

Einige Produzenten von Kräutertees, wie die Lipton Company mit der Marke „Celestial Seasoning", hatten den Wert von Stevia erkannt und entwickelten Produkte mit Stevia. Die „Food and Drug Administration" (FDA) blockierte 1991 die Verwendung von Stevia in einem „Import alert". Im Herbst 1994 verabschiedete der amerikanische Kongress den „Dietary Supplement Health and Educative Act", ein Gesetz, das den Verkauf von Stevia nur erlaubt, wenn es strikt als „dietary supplement", als Nahrungsergänzungsmittel, deklariert wird, und kein Hinweis auf seine Süßkraft erfolgt. In einem Zusatz zum Antrag auf die GRAS-Zulassung vom 24. 9. 1993 hatte die „Herb Research Foundation" im

Auftrag der „American Herbal Products Association" auf überzeugende Weise die Bedenken der FDA mit Argumenten entkräftet.

Die FDA behauptete, dass Stevia in diesem Jahrhundert ein seltenes Kraut sei. Schon 1920 wurde Stevia hingegen in großen Plantagen in Brasilien und Paraguay angebaut, und ein seltenes Kraut war es nie, höchstens für ausländische Botaniker, die Ende des letzten Jahrhunderts große Strapazen auf ihren Forschungsreisen auf sich nehmen mussten. Zwar hatte Bertoni die Stevia-Pflanze 1899 als „selten und kaum bekannt" beschrieben, aber schon 1913 als „berühmt und weit verbreitet". Die FDA wollte wissen, wie hoch der Konsum von Stevia in Südamerika ist. Schon 1930 wurde Stevia in Paraguay, Brasilien und Argentinien in Fertigprodukten wie Soft-Drinks und anderen Getränken verarbeitet. Es war und ist ein beliebter Zusatz zum bitteren Mate-Tee, von dem in Paraguay durchschnittlich sieben bis elf Becher am Tag konsumiert werden. Der durchschnittliche Konsum von Mate-Tee beträgt in Paraguay acht Kilogramm pro Kopf und Jahr. Auch die weiteren Fragen der FDA zum Beispiel wegen möglicher Toxizität werden fundiert beantwortet, mit ausführlichem Literaturverweis.

Rob Mc Caleb, Vorsitzender der „Herb Research Foundation", einem Institut zur Erforschung von Kräutern, sagt dazu: „Bei Süßmitteln geht es um viel Geld. Niemand möchte im Wettbewerb mit Produkten, die mühsam ihre Anerkennung gefunden haben, ein Süßmittel haben, das billig und leicht anzubauen ist. Ein Produzent von Stevia sagt, dass die FDA ihm gegenüber die NutraSweet Company, den größten Hersteller von Aspartam, als Quelle der Beschwerde gegen sein Produkt anführte".[95] Der Kongressabgeordnete Jon Kyl aus Arizona bemerkte 1993 in einem Brief an den FDA-Kommissar Dave Kessler, dass die Stevia-Import-Beschränkung nur eine Handelsbeschränkung darstelle, von der die Süßstoffindustrie der USA profitiere.

Dr. Marvin Malone von der Abteilung Pharmakologie der „University of the Pacific" in Stockton, Kalifornien, schreibt in einem Brief an die „Herb Research Foundation" vom 26. März 1992: „Stevia und daraus gewonnene Produkte müssen als sicher eingestuft werden, wenn sie als Zusatz zu Nahrungsmitteln und Getränken verwendet werden." Professor Ryan J. Huxtable von der Universität von Arizona in Tucson schreibt an die selbe Organisation in einem Brief vom 30. Januar 1992:

„Es gibt keinen wissenschaftlichen Grund für die FDA, den Konsum von Stevia und Stevia-Extrakten in den USA nicht zu bewilligen."

Verbraucher in den USA kauften jahrelang „Nahrungsergänzungsmittel" und „Hautpflegeprodukte" auf Stevia-Basis, um damit zu süßen.

Hat Stevia ein politisches Problem?

Die FDA betrachtet Stevia gegenwärtig als „unsicheren Lebensmittel-Zusatz". Lynda Sader, Geschäftsführerin von „Traditional Medicinals", einer Firma in Kalifornien, brachte zusammen mit der „American Herbal Products Association (ahpa)" einen Antrag zur Anerkennung von Stevia als „GRAS", „generally recognized as safe" (allgemein als sicher anerkannt) ein, weil Stevia vor 1958 in großem Umfang als Lebensmittel genutzt wurde.

Der Anwalt dieser Organisation, William R. Pendergast, fügte diesem Antrag 1992 neunhundert vorwiegend wissenschaftliche Artikel bei, die dokumentieren, dass Stevia als Kraut bzw. Lebensmittel „seit Jahrhunderten von Millionen von Menschen sicher verwendet worden war."

Der FDA waren diese Informationen nicht genug. Auch zusätzlich bereitgestellte Informationen konnten das Eis in der FDA nicht brechen. Sogar ein Antrag auf GRAS-Status von Lipton im Jahre 1994 führte zu keinem Erfolg. In beiden Fällen lehnte es die FDA ab, Ordner anzulegen und die vorgelegten Dokumente ordentlich abzulegen.

Stevia habe ein politisches Problem, sagt Rob Mc Caleb. Die FDA beziehe gegen Stevia nicht aufgrund von Untersuchungen eigener Toxikologen oder aufgrund von Verbraucherklagen Stellung, sondern nur aufgrund der Beschwerden einer Gesellschaft, die Stevia vom Markt haben wolle.

Auch die Firma „Wisdom of the Ancients" wurde von der FDA angehalten, den Import von Stevia-Extrakten zu stoppen, und zwar aufgrund einer Beschwerde der NutraSweet Company.[96]

Die FDA behauptet, es gäbe zu wenige wissenschaftliche Studien, welche die Ungefährlichkeit von Stevia als Lebensmittel dokumentierten. Allerdings liegen hierzu eine Fülle von in Japan durchgeführten Studien vor, die der FDA vorliegen. Darunter befindet sich eine Studie,

die zwei Jahre lang an 500 Versuchstieren durchgeführt wurde (siehe auch „Stevia – so süß wie sicher?“ Seite 67), und die die Harmlosigkeit von Stevia dokumentiert.

Der Botschafter von Paraguay forderte die US-Regierung 1998 auf, die Import-Restriktionen für Stevia zu lockern, um den paraguayischen Bauern eine Alternative zum Anbau von Marihuana zu eröffnen, und gab bekannt, dass diese Idee von der „US Drug Enforcement Agency“, einer amerikanischen Bundesbehörde zur Eindämmung des Handels mit illegalen Drogen, unterstützt wird.

„Graswurzelrevolution", von Stevia-Konsumenten initiiert

Jahrelang gab es in den USA eine Verbraucher-„Graswurzel-Revolution“ in Bezug auf Stevia. Auch sind Stevia-Kochbücher erschienen sowie die beiden grundlegenden Bücher von David Richard und Donna Gates. Eine von der FDA angeordnete „Bücherverbrennung“, das Verbot einer Firma gegenüber, Bücher über Stevia weiter zu vertreiben, hatte einen Aufschrei der Empörung gegenüber der FDA in Form von Leserbriefen und Artikeln zur Folge.

Viele Anbieter, unter anderem die engagierte Buchautorin Linda Gates, haben ungeniert Stevia-Produkte als Süßmittel angeboten und nahmen dadurch bewusst Ärger mit der FDA in Kauf. Es bleibt zu hoffen, dass sich auch hier Verbraucher formieren und die Verantwortung für den Zugang zu gesunden Produkten in die eigenen Hände nehmen.

Welche Entwicklung mittlerweile in den USA stattgefunden hat, können Sie im Kapitel „Die Stevia-Story geht weiter – was ist international und bei uns der aktuelle Stand?“ nachlesen.

Die rechtliche Situation in Europa

Die Situation in der Schweiz

In der Schweiz ist es so, dass Kräutertees mit Stevia rebaudiana ohne Bewilligung als Lebensmittel in Verkehr gebracht werden dürfen. Kräutertees sind nicht bewilligungspflichtig. Dagegen: „Der Süßstoff der Stevia rebaudiana, das mehr oder weniger gereinigte Steviosid, wurde allerdings bis jetzt in der Schweiz aufgrund fehlender Langzeit-Toxizitätsstudien nicht zugelassen.“[97] Die ganze Pflanze und das daraus hergestellte Pulver oder der daraus entwickelte Extrakt war also erlaubt, nicht aber der isolierte Süßstoff Steviosid.

Auf dem Etikett muss folgendes berücksichtigt werden: Als Produktbezeichnung ist „Süß-Tee“ als „Fantasiebezeichnung“ erlaubt, und als Sachbezeichnung „Kräutertee aus Stevia rebaudiana“. Als „zulässige Anpreisung“ ist zugelassen, „Naturprodukt, ohne Zuckerzusatz oder anderweitige Süßung.“ Es wurde nicht akzeptiert, dass das Kraut der Stevia rebaudiana als Zucker-Ersatz angepriesen wird, „da der reine Süßstoff der Stevia rebaudiana, das Steviosid, als solcher infolge toxikologischer Vorbehalte nicht als Zusatzstoff zugelassen ist.“[98] Zwar ist der Hinweis erlaubt, dass der Kräutertee keinen Zusatz von süßenden Stoffen enthält. „Die Formulierung ‘zuckerfrei’ hingegen ist nicht statthaft.“ Die Logik dieser Aussagen entzieht sich mir als Laien. Wenn ein Stoff keine süßenden Stoffe enthält, ist er doch auch zuckerfrei, oder? Mir liegt ein Stevia-Tee in Beuteln aus der Schweiz vor, bei dem auf der Packung steht: „Süß-Tee aus reiner Natur, wohltuend und fein im Geschmack, ohne Zutaten und ohne Zucker.“

Die Formulierung „zahnschonend“ sei ebenfalls, zumindest vorläufig, „unzulässig“, und zur Begründung heißt es: „Zur Angabe ‘zahnschonend’ fehlen Ergebnisse der wissenschaftlichen Bestätigung.“ Dass bereits eine Fülle von wissenschaftlichen Daten vorliegen, die beweisen, dass Stevia nicht nur nicht kariogen ist, sondern sogar die Entstehung von Plaque und Karies verhindern kann, habe ich im Kapitel „Stevia, eine Hilfe bei Zahnproblemen“ in diesem Buch dokumentiert.

Des weiteren muss ein Stevia-Kräutertee in der Schweiz zwingend die Sachbezeichnung „Kräutertee“ und eine Angabe über die Herkunft des Krautes, zum Beispiel „Stevia rebaudiana aus Japan“, auf dem Etikett tragen.

Ein weiterer Schweizer Stevia-Vertrieb teilte mir mit, dass, solange ein Stoff nicht verboten sei, er in der Schweiz verkauft werden dürfe. In Deutschland sei dies umgekehrt: Man darf etwas erst dann verkaufen, wenn es ausdrücklich erlaubt sei. Jedenfalls gibt es in der Schweiz Stevia-Produkte in allen Apotheken und Reformhäusern und auch Drogerien zu kaufen.

Die Situation in Belgien

In Belgien hat der angesehene Biologe Professor Jan Geuns von der Königlichen Universität in Löwen Stevia intensiv erforscht und eine besonders süße Sorte, die er als „Steppa“ patentieren ließ, gezüchtet. Er konnte den Süßstoff-Anteil auf bis zu 15 Prozent steigern, und ein Gramm Trockensüße aus der Pflanze ist etwa 45-mal so süß wie Zucker.[99] Steppa-Pflanzen mit Hinweisen für die Pflege – viel Licht, wenig Wasser, in der Wohnung, auf dem Balkon oder im Garten zu halten –, Steppa-Extrakt und Rezepte sollten Anfang 1999 auch auf den deutschen Markt gebracht werden. In Forscherkreisen wird Professor Geuns nur der „zoete Prof“, der süße Professor genannt.

Die belgischen Behörden verboten es dem Azaleen- und Steppa-Züchter Patrick Naudts im flämischen Lochristi, Stevia-Pulver zu verkaufen. In einer Sendung von „Deutschland-Radio“ zum Thema, die am 7. Oktober 1998 von 11.35 Uhr bis 12 Uhr ausgestrahlt wurde, heißt es: „Auf seinem Schreibtisch stapeln sich Anfragen von Konsumenten und Kollegen, aber die zuständige Behörde verbietet ihm, das Steppa-Pulver auf den Markt zu bringen.“ Nach einjähriger Auseinandersetzung ist ihm nur der Verkauf der Pflanzen erlaubt. Naudt: „Wir haben vor, Bier, Eistee und Marmeladen mit Steppa-Soße herzustellen. Den Eistee zum Beispiel haben wir schon ausprobiert. Und wenn Sie dann die Tränen in den Augen von Diabetikern sehen, die zum ersten Mal wieder etwas natürlich Süßes im Mund haben, dann verstehen Sie, warum wir das machen.“[100]

Die Argumente der Lebenmittelinspektoren: Steppa sei ein Novel Food. Die Kriterien der Novel-Food beschränken sich nicht nur auf bio-

und gentechnische Methoden. Die Auslegung ist, dass Stevia vor der Einführung der Novel-Food nicht in nennenswertem Umfang konsumiert worden und daher in diesem Kulturkreis unbekannt gewesen sei.

Ein Jahr lang ließen sich die belgischen Behörden mit der Prüfung Zeit, obwohl sie eigentlich gesetzlich verpflichtet sind, nach drei Monaten zu entscheiden. Mitte 1998 bekam Neudts den Bescheid, dass er Stevia nicht vermarkten darf. Zur Begründung heißt es, die Sicherheit der Konsumenten sei nicht gewährleistet.

Das wissenschaftliche Dossier, das dem Antrag beilag, wurde von Professor Geuns erstellt. Angebliche Mängel in diesem Dossier kann er sich nicht erklären. Er ist überzeugt: „Die Zuckerindustrie muss sich eigentlich vor Stevia nicht fürchten, die Menschen hängen doch so am Zucker. Aber dass Süßstoff-Fabrikanten einen natürlichen Zuckerersatz fürchten, das liegt auf der Hand."

Professor Geuns, ein scheuer, nachdenklich wirkender Wissenschaftler, will sich künftig auf die reine Forschung zurückziehen, und Bauer Naudts wird wohl bald wieder Geranien und Azaleen züchten, wenn sein Betrieb den Verlust überlebt, den er mit Steppa gemacht hat. Herr Professor Geuns hat sich alles andere als zurückgezogen. Er hat bereits Neuanträge bei der EU eingereicht. Noch kann man Steppa-Produkte in Belgien beziehen. Die Erfahrung mit der praktischen Verwertung wissenschaftlicher Erkenntnisse hat Professor Geuns abgeschreckt: „Ich bin erschüttert. Ich schäme mich, Belgier zu sein. Wir haben so viele Affären erlebt, zuletzt die Affäre Dutroux – jetzt sehe ich mit eigenen Augen, wie viel Korruption es gibt, sogar im Gesundheitsministerium. Ich habe kein Vertrauen mehr in die Politik." (Deutschland-Radio, s. o.)

Geuns sieht noch eine kleine Chance, dass Stevia doch noch zugelassen werden könnte. Der belgische Hohe Gesundheitsrat hat das Dossier an die für Novel Food zuständige EU-Abteilung zur Entscheidung weitergereicht.

Die Situation in Deutschland

Schon im Jahr 1988 hatte ein Deutscher, der Agraringenieur Udo Kienle, Kaiserslautern, die Firma „Stevia Natursüßstoff GmbH" gegründet, um Stevia zu vermarkten. Auf einem kleinen Grundstück in

Schönaich hatte er 1986 die erste Stevia-Ernte eingefahren. Er berichtet laut „Stuttgarter Zeitung" vom 13.4.1988:[101] „Die Pflanzen wurden bis zu 75 Zentimeter groß, und der Süßstoffgehalt war sogar höher als in Paraguay." In Spanien ließ er ebenfalls Stevia anpflanzen, um Wuchs und Ertrag von Stevia-Pflanzen zu untersuchen. Auf der Hannover-Messe 1988 war die Nachfrage nach seinem Produkt, dem Stevia-Extrakt Steviosid, groß.[102] In der krisengeschüttelten Landwirtschaft machte man sich schon Hoffnungen auf neue Absatzmärkte. Es gibt ein Stevia-Anbauprojekt der EU in Spanien. Man sucht in der EU nach lukrativen Alternativen für die hochsubventionierte Tabakindustrie. Mit Stevia ist man fündig geworden.

Laut Kienle gedeiht die Pflanze am besten in südlichen EG-Ländern, bei uns fühlt sie sich im Weinanbauklima am wohlsten. Kienle konnte auf der Hannovermesse auch schon mit Preisen aufwarten: Von einem Hektar könnten etwa 2,5 bis 3 Doppelzentner Steviosid gewonnen werden. Den reinen Süßstoff, das Steviosid, könne man für 50 bis 80 Euro pro Kilo anbieten. Aufgrund der fehlenden Zulassung als Lebensmittel konnte Kienle sein Produkt jedoch noch nicht vermarkten. Damals war er optimistisch: „Die Zulassung für das Süßstoffkonzentrat beim Bundesgesundheitsamt Berlin ist sicher nur eine Frage der Zeit." Seine Hoffnung auf eine baldige Zulassung wurde aber nicht erfüllt.

In einem Brief vom „Bundesamt für gesundheitlichen Verbraucherschutz und Veterinärmedizin" (bgvv) in Berlin vom 2.3.1998 heißt es: „In Deutschland sowie den übrigen Mitgliedstaaten der EU sind Süßungsmittel lebensmittelrechtlich den Zusatzstoffen gleichgestellt, sie unterliegen damit der Zulassungspflicht. Den bisher gestellten Anträgen auf Zulassung von Steviosid als Lebensmittelzusatzstoff sowie auf Erteilung einer Ausnahmegenehmigung nach § 37 des Lebensmittel- und Bedarfsgegenständegesetzes (LMBG) für die Einfuhr und das Inverkehrbringen von Teilen der Pflanze Stevia rebaudiana (auch getrocknete Blätter) konnte nicht zugestimmt werden, da die Ergebnisse toxikologischer Untersuchungen für die Beurteilung der gesundheitlichen Unbedenklichkeit nicht ausreichend waren." Es liegen also keine Beanstandungen vor, aber die Datenlage, welche die Unbedenklichkeit von Stevia und daraus gewonnener Produkte dokumentiert, wird als nicht umfangreich genug angesehen.

Im „Bericht des Wissenschaftlichen Lebensmittelausschusses über Süßstoffe", Stellungnahmen vom 11. 12. 1987 und 10. 11. 1988[103] hatte es auf Seite 25 zum Thema Steviosid geheißen: „Untersuchungen über den Stoffwechsel ließen eine Biotransformation von Steviosid und Rebaudiosid A in Steviol erkennen, eine Verbindung, die bei Bakterienuntersuchungen in Anwesenheit eines Stoffwechselaktivierungssystems eine mutagene (= das Erbmaterial verändernde, potentiell Krebs erzeugende) Aktivität aufweist."

Allerdings ist nicht klar, ob im menschlichen Darm, wie beim Versuchstier Ratte, eine Umwandlung in Steviol erfolgt. Alle Studien bestätigen, dass Steviosid im Blinddarm der Ratte zu Steviol abgebaut wird. Bei den Menschen jedoch hat der Blinddarm keine Funktion im Verdauungstrakt.[104] Wie unterschiedlich Ratten von Menschen sind, zeigt die Tatsache, dass Ratten ohne Probleme pfundweise Knollenblätterpilze fressen können, ohne Schaden zu nehmen, während beim Menschen die kleinste Menge davon zum Tod führt.

Der Ausschuss fordert weitere toxikogenetische Untersuchungen am Menschen sowie Untersuchungen an der Darmflora des Menschen, um herauszufinden, wie Steviosid im menschlichen Körper verstoffwechselt wird. Im Bericht des Wissenschaftlichen Lebensmittelausschusses über Süßstoffe vom November 1988 heißt es abschließend: „Bei Berücksichtigung all dieser Faktoren ist der Ausschuss weiterhin der Meinung, dass der Stoff (Steviosid; Anm. d. Autorin) als toxikologisch nicht akzeptabel anzusehen ist."

Es gibt aber Anlass zur Hoffnung, dass sich diese Situation bald ändern kann, denn es heißt in dem Brief des bgvv weiter: „Allerdings ist nach unserer Kenntnis in absehbarer Zeit mit einer Neubewertung der Substanz durch den Wissenschaftlichen Lebensmittelausschuss der EU-Kommission (SCF) zu rechnen, da inzwischen einige neuere Studienergebnisse vorliegen." Im letzten Satz des Briefes des bgvv heißt es dann wieder: „Zum gegenwärtigen Zeitpunkt können wir jedoch das Inverkehrbringen von Produkten aus Stevia rebaudiana sowie den Verzehr von daraus zubereitetem Tee nicht befürworten."

In einem weiteren Brief vom 12. 10. 1998 schreibt das bgvv, dass die Beratungen im Wissenschaftlichen Lebensmittelausschuss der EU-Kommission (SCF) über Steviosid noch nicht abgeschlossen sind.

Gleichzeitig macht das bgvv darauf aufmerksam, dass sich kürzlich das Joint FAO/WHO Expert Committee on Food Additives (JECFA) mit der Substanz beschäftigt hat. „Dieses Expertengremium ist zu der Einschätzung gelangt, dass die Ableitung eines ADI-Wertes für Steviosid derzeit nicht möglich ist.“ Der ADI-Wert (acceptable daily intake) gibt die Menge eines Stoffes an, die ohne erkennbares Risiko lebenslang täglich aufgenommen werden kann. Eine detaillierte Auskunft über diese Beratung findet man in der Technical Report Series der WHO, in der die Einschätzungen des JECFA regelmäßig veröffentlicht werden.

In einem Brief der WHO vom 15. März 1999 an mich zu diesem Thema heißt es: „Ein ADI-Wert für Stevia konnte nicht festgelegt werden, weil die Datenlage unzureichend war und Informationen nicht vorlagen, welche die Entscheidung über einen ADI-Wert ermöglicht hätten.“ Inzwischen ist ein ADI-Wert für Stevia von der WHO festgelegt worden, und damit ist die Unbedenklichkeit von Stevia offiziell bestätigt worden.

Dietmar Pettauer vom „Secretary of the Scientific Committe on Food“ in Brüssel hat mir am 23. März 1999 ein E-Mail geschickt, in dem es heißt: „Der Wissenschaftliche Ausschuss für Lebensmittel hat die Überprüfung der Unterlagen noch nicht abgeschlossen, es scheinen jedoch alle benötigten Studien vorhanden zu sein. Mit einer Entscheidung wäre in der nächsten Sitzung des Ausschusses im Juni zu rechnen.“

Abschließend weist das bgvv darauf hin, dass kürzlich ein Antrag auf Inverkehrbringen der Pflanze Stevia rebaudiana und von getrockneten Blättern auf der Grundlage der Verordnung (EG) Nr. 258/97 vom 27. Januar 1997 über neuartige Lebensmittel und neuartige Lebensmittelzutaten („Novel Foods“-Verordnung) gestellt wurde. Dieser Antrag wurde mittlerweile abgelehnt.

Ein deutscher Produzent wandte sich mit der Frage nach der Unbedenklichkeit von Stevia rebaudiana an das Staatliche Medizinal-, Lebensmittel- und Veterinäruntersuchungsamt Nordhessen. Die Überwachung der lebensmittelrechtlichen Vorschriften in der Bundesrepublik Deutschland ist aufgrund des föderalistischen Staatsaufbaus Aufgabe der Länder, die die Bundesgesetze als eigene Angelegenheit ausführen. In dem Bescheid vom 18. 12. 1997 heißt es: „Der Zusatz von Stevia rebaudiana zu Lebensmitteln ist nach hiesiger

Auffassung nicht zulässig." Zur Begründung wird angegeben, dass getrocknete Stevia-Blätter kein ausgeprägtes Eigenaroma aufweisen und daher davon auszugehen ist, dass sie ausschließlich wegen des in der Pflanze enthaltenen natürlichen Süßstoffes Steviosid verwendet werden sollen. Lebensmittelrechtlich handelt es sich somit um Süßstoffe, die Zusatzstoffen gleichgesetzt werden und in Lebensmitteln nur verwendet werden dürfen, wenn sie hierfür zugelassen sind. Eine Zulassung hat bisher weder auf nationaler Ebene noch europaweit durch eine EG-Richtlinie stattgefunden. „Ein Zusatz zu Lebensmitteln würde somit aus den oben genannten Gründen beanstandet." Der Produzent erhob gegen diesen Bescheid Einspruch, über den noch nicht entschieden ist.

Der Produzent kritisiert die Einstufung von Stevia und Steviosid als „Novel Food" als unsachlich. Tatsächlich wird Stevia ja seit Jahrhunderten als Lebensmittel verwendet, und Steviosid in Japan und anderen Ländern, in großem Umfang von mehreren tausend Tonnen jährlich, seit dreißig Jahren. Von einem neuartigen Lebensmittel kann daher wirklich nicht die Rede sein! Professor Geuns in Belgien spricht in diesem Zusammenhang öffentlich von „Korruption". Der Produzent kann sich des Eindruckes nicht erwehren: „Sehe ich mir die Situation hier in Europa an, laufen hier ähnliche Mauscheleien mit der Süßstoff-Lobby wie seinerzeit in den Vereinigten Staaten: Die Zulassung durch die Europäische Kommission wird seit Jahren verschleppt ..." In einem Schreiben an das Staatliche Medizinal-, Lebensmittel- und Veterinäruntersuchungsamt in Nordhessen moniert der Kräuterversand weiter: „Ich gehe davon aus, dass Sie Stevia nie selbst einer sensorischen Prüfung unterzogen haben, denn Stevia-Blätter weisen durchaus ein Eigenaroma auf. Somit handelt es sich nicht eindeutig um einen Süßstoff und unterliegt daher nicht den Paragraphen 2,11 und 12 des LMBG." Da der Produzent drei Monate lang (!) keine Antwort auf seinen Einspruch bekam, geht er davon aus, „dass Sie meine Einstufung zu Stevia teilen und den Verkauf dieser Droge nicht ausdrücklich untersagen." Angesichts dieser unsicheren Sachlage (das Anerkennungsverfahren für Stevia ist noch am Laufen) ist es erstaunlich couragiert, dass es etliche Importeure und Produzenten in Deutschland und der Schweiz gibt, die Stevia-Blätter und Produkte, die daraus hergestellt wurden, anbieten, und die man nicht nur im Versand, sondern zum Teil sogar im Bioladen oder Reformhaus, allerdings meistens in der Abteilung „Kosmetik", bekommen kann.

Sehr begrüßenswert finde ich das Engagement von Professor Geuns und der Firma „Stepaja" in Belgien sowie Anbietern in Deutschland und der Schweiz, die auf eine baldige Anerkennung von Stevia als Lebensmittel drängen und Behörden und EU mit Anträgen auf Zulassung eindecken, weil auch nach umfangreichen Recherchen zum Beispiel durch Dr. Horst Speichert vom Büro für wissenschaftliche Publizistik in Wiesbaden feststeht: „Es gibt keinerlei Anhaltspunkte dafür, dass Stevia rebaudiana oder einer der Inhaltsstoffe gesundheitliche Risiken beinhaltet. Bei der sachlichen Abwägung von Risiken und Nutzen ist eine Zulassung der Reindroge Stevia rebaudiana sowie des isolierten Inhaltsstoffes Steviosid längst überfällig."[105]

Es ist nicht einzusehen, dass nachgewiesen gesundheitsschädliche Produkte wie Aspartam oder Zucker in großem Umfang konsumiert werden, während versucht wird, dem Verbrauchern ein harmloses und gesundheitlich unbedenkliches, ja sogar gesundes Lebensmittel vorzuenthalten.

Ich hoffe, dass dieses und andere Bücher zum Thema helfen, die Nachfrage nach Stevia so zu steigern, dass eine „Graswurzelrevolution" von Konsumenten ähnlich wie in den USA initiiert wird. Wir haben viel mehr Macht, als uns bewusst ist.

Je mehr die Nachfrage nach diesem natürlichen Lebensmittel und daraus hergestellten Produkten wächst, desto schwieriger dürfte es sein, Stevia auf Dauer vom europäischen Markt fernzuhalten.

4. Gesundheitliche Vorzüge von Stevia

„Es gibt so viele Pflanzen auf diesem Planeten, die uns geschenkt wurden, um sie für unsere Gesundheit zu nutzen, und ich glaube, Stevia ist eine dieser Pflanzen."

(Donna Gates, Autorin von „The Stevia Story")

„Eine der vielversprechendsten Medizinalpflanzen der Guarani-Indianer stellt Stevia dar."

(Daniel Mowrey, „Life With Stevia: How Sweet It Is!")

In China gibt es einen Tee, „Tian Ye Yu Cha®",[106] der aus Stevia-Blättern besteht und nicht nur empfohlen wird, um einen kalorienfreien, süßen Tee zu genießen, sondern auch, um die Verdauung anzuregen, den Appetit zu fördern, Gewicht zu verlieren und jung zu bleiben. In Brasilien ist Stevia nicht nur als Süßmittel und Geschmacksverstärker z. B. in Softdrinks und Joghurts üblich, sondern wird wegen seiner gesundheit-lichen Vorzüge auch in Kaugummi, in Medikamenten, Zahnpasta und Mundwassern verwendet.

Stevia als Heilmittel in der Ethnomedizin

„Stevia ist nicht nur nicht giftig, sondern wird traditionell für verschiedene medizinische Zwecke verwendet."

(Dr. Julian Whitaker, „Dr. Whitaker's Newsletter", Dezember 1994)

Im Buch „Natural History of Plants of the New Spain" von Francisco Hernández, einem spanischen Arzt, das 1570 bis 1576 entstand, finden sich mehrere Hinweise auf Stevia-Pflanzen. Hernández berichtet, dass es im Sasco Gebiet von Mexiko eine Stevia-Art gibt, die man bei Koliken einsetzt, wozu man „Blätter mit Blüten mit Salz in Wasser kocht." Die Wurzeln sollen, zerdrückt und mit Wasser vermischt, Fieber senken und bei Rückenschmerzen und Übelkeit[107] hilfreich sein. Zerkleinerte Stevia-Blätter und -Rinde, mit Wasser angesetzt, empfiehlt Hernández als Auflage bei Infektionen, Rheuma und Entzündungen. Forscher machen heutzutage die essentiellen Öle, das Vitamin C und Chlorophyll für die antibakterielle und anti-rheumatische Wirkung der Pflanze verantwortlich. Hernández beschreibt, dass die Blätter der Stevia-Pflanze eine Wirkung gegen Haarausfall haben, was wahrscheinlich mit der östrogenähnlichen Wirkung der Flavonoide zusammenhängt. Weitere Dokumente der spanischen Eroberer über den Gebrauch von Stevia rebaudiana findet man in den Nationalen Archiven in Asunción, Paraguay.

Nach Auskunft der paraguayischen Regierung trinkt jeder Einwohner Paraguays durchschnittlich pro Jahr etwa 6 bis 8 Kilo Mate-Tee, eine Menge, die auf täglichen Konsum hinweist, und der größte Teil dieses Tees wird mit Stevia gesüßt. Es ist also keineswegs so, wie die amerikanische Behörde FDA behauptet, dass Stevia im Ursprungsland eine seltene Pflanze sei, die nur für rituelle Zwecke verwendet werden würde.[108]

Stevia wird aber in Südamerika nicht nur zum Süßen von Tees verwendet, sondern auch als Heilmittel eingesetzt. In Paraguay, Brasilien, Uruguay und Argentinien wird Stevia traditionell als Tonikum eingesetzt, um mental wach zu bleiben, die Verdauung zu fördern, den Blutdruck zu harmonisieren und Müdigkeit zu bekämpfen. Ureinwohner von

Paraguay sollen kleine Kapseln, gefüllt mit Stevia-Blättern, als Hilfe bei körperlicher und emotionaler Erschöpfung[109] hergestellt und verwendet haben. Stevia wird bei Verstopfung und Blähungen verabreicht, bei Übergewicht, bei zu viel Magensäure, bei Pilzbefall und bei zu viel Harnsäure. Äußerlich verwenden die Guarani-Indianer Stevia, um Haut und Haare jugendlich und gesund zu erhalten.[110] Die Guarani-Indianer nennen Stevia „ca-á jheé" oder „ca á yupé".

In Südamerika wenden die Eingeborenen Stevia-Arten auch noch heute an, um die Leber, die Bauchspeicheldrüse und die Wirbelsäule (durch das in Stevia enthaltene Mangan, das die Knorpelbildung fördert) zu stärken. In Brasilien und Paraguay gibt es Stevia-Präparate, die als Medizin für Diabetiker verschrieben und verkauft werden. In Privathäusern und ländlichen Krankenhäusern in Paraguay wird ein stark gebrühter Tee aus Stevia-Blättern als Medizin gegen einen hohen Blutzuckerspiegel verabreicht.[111]

Ein Beispiel für eine Guarani-Medizin mit Stevia stellt *O'Ho'Mguarra* dar, was soviel heißt wie „Es soll verschwinden". Dieses Mittel gegen Grippe und Erkältungen besteht aus Stevia und zwei weiteren Pflanzen, *Piper dilatatum L. Rich,* als Yaguarundi bekannt, und *Cecropia prachystachya Trecul,* bekannt als Amba-y. Die Guarani-Medizin kann man neuerdings auch in den USA unter dem Handelsnamen „Symfre" (ausgesprochen „sümfrie", was „symptomfrei" bedeuten soll) bekommen. Dieses Produkt soll außerdem gegen Kopfschmerzen wirken, Übergewicht abbauen, Asthma, Nebenhöhlenentzündungen und Lebensmittelallergien heilen und die Verdauung verbessern. In den USA ist dieser Tee nach Angabe der Hersteller ein Renner. Vielleicht findet sich ja ein deutscher Importeur, so dass es diesen Heiltee auch bald bei uns gibt.

Die in Südamerika übliche Mischung von Mate-Tee mit Stevia soll ebenfalls gegen Kopfschmerzen helfen, mehr Energie bringen, sowie Halsschmerzen und Infektionen abheilen lassen. Wenn ich diesen Tee trinke, stelle ich fest, dass er auf mich als „Gute-Laune-Tee" wirkt, ich mich besser konzentrieren und damit besser nachdenken kann.

Allgemein kann man sagen, dass verschiedene Stevia-Arten von den Indianern Südamerikas seit Jahrhunderten verabreicht wird, um die Gesundheit zu fördern, das Immunsystem zu stärken, die körperlichen Funktionen in Harmonie zu bringen und sie in einem gesunden Gleichgewicht zu halten. Bei Naturvölkern wird der Gesundheitsprophylaxe, der Vorbeugung von Krankheiten, eine große Bedeutung beigemessen.

Äußerlich wird Stevia von den Indianern Südamerikas seit alters her als Wundheilmittel eingesetzt, außerdem für Ekzeme, Akne, Schuppenflechte und andere Hautprobleme. Wahrscheinlich sind für die Wirkung bei Hautproblemen die Enzyme und das Chlorophyll in den Blättern verantwortlich.

Nicht nur für therapeutische Zwecke wird dieses „Honigblatt" traditionell verwendet, sondern auch in der Kosmetik und bei Hautproblemen. Eine Mischung aus Stevia-Blättern, Chrysanthemenblättern und Ton bzw. Heilerde soll bei Sonnenflecken helfen, Faltenbildung verhindern und den Schmerz von Insektenstichen mildern.

Die traditionelle Anwendung der Stevia-Pflanze durch die Indianer Südamerikas wird von der modernen Wissenschaft, zum Beispiel in Bezug auf ihre hemmende Wirkung gegenüber Zahnbelag und Karies, ihre positive Wirkung bei Übergewicht und Diabetes oder ihre Wirkung als Kosmetikum und Hautpflegemittel bestätigt. Die Guarani-Indianer haben ein immenses Wissen über Heilpflanzen gesammelt, und es ist zu hoffen, dass noch genug Zeit bleibt, um dieses Wissen aufzuzeichnen und zu nutzen, bevor es verloren gegangen ist oder die Heilpflanzen ausgestorben sind. In den USA fördert besonders die Firma „Wisdom of the Ancients", die auch Stevia-Produkte vertreibt, die Erhaltung diese alten Wissens (vgl. auch das Kapitel „Stevia-Produkte zum Kaufen", Seite 35).

Stevia – das ideale Süßmittel für Diabetiker und zur Diabetes-Prophylaxe

„Für Körper und Geist brauchen wir dünnflüssiges Blut mit lebendigen Baustoffen, das hindernisfrei durch unsere sauberen Kanäle fließen kann."

(Helmut Wandmaker)

„Jüngere klinische Studien zeigen, dass Stevia die Glukosetoleranz verbessern und den Blutzuckerspiegel senken kann."

(Dr. Julian Whitaker, „Dr. Whitaker's Newsletter", Dezember 1994)

„Zwölf Prozent der deutschen Bevölkerung leiden unter Störungen der Glukose-Toleranz, zusammengefasst unter dem Begriff Diabetes. Hier kann Stevia eine Lücke als ungiftiges Süßmittel schließen."

(Heinz Brücher in „Useful Plants of Neotropical Origin")

Diabetes, eine gefährliche Volkskrankheit

Die Zuckerkrankheit – Diabetes mellitus – ist die häufigste und bedeutendste Stoffwechselkrankheit unserer Zeit. Von 1920 bis 1970 stieg die Häufigkeit von Diabetes in den USA um 1800 (!) Prozent.[112] Jährlich erkranken in Deutschland 350.000 Menschen neu an Diabetes mellitus. Zurzeit – 2004 – leben bei uns 8 Millionen Diabetiker mit hoher Dunkelziffer. 2010 sollen es bereits 10 Millionen sein. Mellitus heißt „honigsüß". Zucker kann von Diabetikern nicht festgehalten und umgewandelt werden, er geht quasi durch sie hindurch. Es handelt sich somit um eine Stoffwechselkrankheit, die durch eine unzureichende Kohlenhydratverwertung zum Ausdruck kommt.

Es fällt auf, dass Völker, die noch keine raffinierten Kohlenhydrate kennen, praktisch auch keinen Diabetes kennen.

Auch während und nach den beiden Weltkriegen mit der kargen Ernährung trat Diabetes kaum auf. Die englischen Forscher Cleave und Campell stellten die „Regel der 20 Jahre“ auf, die besagt, dass der Kranke vor dem tatsächlichen Ausbruch des Diabetes etwa 20 Jahre lang falsche Ernährungsangewohnheiten mit raffinierten Kohlenhydraten hatte.[113]

Helmut Wandmaker macht die übliche, gekochte, enzymlose Nahrung für die ständige Überlastung der Bauchspeicheldrüse verantwortlich, die sich bei Erwachsenen in der Regel um das Dreifache vergrößert hat. „Folge: Nachlassen der Tätigkeit dieses wichtigen Organs, zu erkennen an der stets zunehmenden Anzahl der Diabetiker“.[114] Die Symptome für eine diabetische Stoffwechsellage sind ständiger Durst, häufiges und reichliches Wasserlassen, Müdigkeit, Mattigkeit, eventuell Gewichtszunahme und schlecht heilende Wunden.

Bei Diabetes kann es durch einen zu hohen Zuckergehalt im Blut zu verheerenden Spätschäden kommen wie: Arteriosklerose mit erhöhtem Risiko für Herzinfarkt, Schlaganfall und Nierenversagen, Erblindung infolge mangelnder Durchblutung der Netzhaut und Amputation eines Fußes aufgrund mangelnder Durchblutung und Nervenleitung in den Beinen. In den USA ist Diabetes die dritthäufigste Todesursache nach Herz-Kreislaufkrankheiten und Krebs. Etwa 8 Millionen Bundesdeutsche sind von Diabetes betroffen. Die WHO prognostiziert für Deutschland die Verdoppelung der Diabetes-Erkrankungen innerhalb der nächsten 10 Jahre.

Beim Typ-1-Diabetes liegt ein vollständiger Insulinmangel vor, und das Insulin muss durch Spritzen künstlich zugeführt werden. Diese Krankheit tritt meistens vor dem 30. Lebensjahr auf und wird daher auch „Jugend-Diabetes“ genannt. Typ-1-Diabetes tritt häufig nach Viruserkrankungen wie Masern infolge einer Autoimmunreaktion mit einer Zerstörung der Insulin produzierenden Langerhans'schen Inseln in der Bauchspeicheldrüse auf.

Bei Typ-2-Diabetes wird zwar ausreichend Insulin produziert, aber es kann seine Wirkung nur unvollkommen entfalten, da entweder zu wenige Insulinrezeptoren vorhanden sind, an die es andocken kann, oder Insulin nicht ausreichend aus den Langerhans'schen Zellen ins Blut abgegeben wird. Da Typ-2-Diabetes vor allem in höherem Lebensalter auftritt, wird dieser Diabetes-Typ „Altersdiabetes“ genannt. Zunehmend erkranken bei uns schon zehnjährige Kinder an diesem Typ-2-Diabetes.

Eine Veranlagung für Typ-2-Diabetes wird weitergegeben, allerdings gilt als häufigste Ursache Übergewicht.

Natürliche Hilfen für Diabetiker

Welche natürlichen Hilfen gibt es für Diabetiker? Schon unsere Großmütter und Urgroßmütter wussten, dass Tees aus getrockneten Bohnenschalen helfen, indem sie den Blutzuckerspiegel senken. Mittlerweile wurde nachgewiesen, dass der hohe Gehalt an Chrom in diesen Tees für seine positive Wirkung hauptverantwortlich ist. Das Spurenelement Chrom fördert die Aufnahme von Glukose aus dem Blut in die Zellen und senkt den Fettsäuregehalt im Blut. Chrommangel ist ein typisches Kennzeichen von industriell aufbereiteter Nahrung. Weißbrot enthält zum Beispiel im Vergleich zu Vollkornbrot verschwindend kleine Mengen Chrom. Eine weitere vorzügliche Chromquelle stellt Bierhefe dar. Bierhefe enthält außer Chrom auch den fertigen Glukosetoleranzfaktor Glutathion mit insulinähnlichen Eigenschaften und wird daher auch als „pflanzliches Insulin“ (Professor Sainton) bezeichnet. Es werden 20 Gramm Bierhefe als Tagesdosis empfohlen.

Als weitere Hilfe für Diabetiker hat sich das Inulin aus der Topinamburpflanze erwiesen. Das ist ein Kohlenhydrat aus zwanzig bis dreißig Molekülen Fruktose, die von Verdauungsenzymen nicht aufgespalten werden können. Hierdurch gelangt das Inulin unverdaut in den Dickdarm, wo es von Darmbakterien überwiegend zu kurzkettigen Fettsäuren abgebaut wird. Inulin beeinflusst den Blutzucker nicht und Topinambur wird daher als Diabetikergemüse empfohlen. Der Genuss dieser Wurzel entlastet also eine Stoffwechselschwachstelle des Diabetikers, wobei in der mangelhaften Glukosetoleranz „eine der schleichenden chronischen Schädigungen unserer Zeit“ zu sehen ist.[115]

Die kartoffelähnliche Knolle enthält etwa 25 Prozent Inulin und nur 3 Prozent Traubenzucker und lässt sich auch gut als Rohkost, zum Beispiel mit Äpfeln gemischt, verarbeiten. Topinambur kann man einfach im Garten anbauen, es ist eine der genügsamsten Pflanzen, die es gibt. Die Knollen können den ganzen Winter über aus dem – frostfreien – Boden ausgegraben werden. Topinambur blühen im Herbst wunderschön gelb wie kleine Sonnenblumen. Es gibt auch Tabletten aus Topinambur in der Apotheke und im Reformhaus.

Eine weitere Hilfe bei Diabetes ist Guar, der Samen aus der indischen- Guarbohne, der die Zuckeraufnahme aus dem Darm verlangsamt. Durch zu wenige Ballaststoffe in unserer Nahrung – Milchprodukte, Fleisch und Fisch enthalten keinerlei Faserstoffe – wird Übergewicht und auch das Entstehen des Typ-2-Diabetes begünstigt. Guar ist eine alte indische Kultpflanze. Zur Guar-Gewinnung wird von den Samen der Keimling und die Schalen entfernt, und der Same zu Pulver zermahlen.

Guar besitzt ein außergewöhnlich hohes Wasserbindungsvermögen: Ein Gramm kann bis zu 25 Gramm Wasser absorbieren. Die entsprechende Menge Weizenkleie kann nur 3 Gramm Wasser binden. Im Darm kann sich ein großes Volumen entwickeln, und die Verdauung wird gefördert. Zusätzlich überzieht das aufgelöste, gallertartige Guarkernmehl die Darmwand und die Bestandteile des Nahrungsbreis mit einem hauchdünnen Häutchen. Hierdurch wird der Übergang des Zuckers aus der Speise ins Blut beträchtlich verlangsamt. Heißhungerattacken und Blutzuckerschwankungen bleiben aus.

Es reichen 10 bis 15 Gramm Guar täglich, das entspricht zwei bis drei gehäuften Kaffeelöffeln voll, verteilt auf die Mahlzeiten. Dazu sollte reichlich getrunken werden. Guar erhält man preiswert in der Apotheke. Eine ähnliche Wirkung wie Guar entfalten Flohsamenschalen, die man auch in der Apotheke oder im Versand bekommt.

Alfred Vogel hat in seinem hervorragendem Nachschlagwerk „Der kleine Doktor“[116] für Diabetiker außer den genannten Pflanzen auch Meerrettich, Zwiebel und Kresse empfohlen, weil diese Würzkräuter heilsam auf die Bauchspeicheldrüse einwirken. Ansonsten betrachtet er „gehaltvolle, naturreine Nahrung“ als äußerst wichtig. Vogel: „Hauptsächlich beim Zuckerkranken spielt die Diät eine ganz besondere Rolle“–.

Bruker schreibt in seinem Anti-Zucker-Buch über Diabetes in Bezug auf seine ärztliche Erfahrung in Klinik und Praxis, dass Diabetes zwar nicht mehr heilbar ist, weil der Patient bereits zu spät kommt „wenn er jedoch die Ursachen seiner Krankheit meidet, also eine falsche Nahrung mit raffinierten Kohlenhydraten, zeigt es sich, dass er weitgehend beschwerdefrei leben kann, oftmals sogar unabhängig von täglichen Insulingaben.“[117]

Genuss ohne Reue ist mit Stevia möglich

Diabetiker haben oft zwischendurch ein Verlangen nach Süßem. Da sie Zucker kaum verwenden dürfen, und der Konsum von Fructose im Gegensatz zu früherer Auffassung auch sehr eingeschränkt ist, greifen viele Diabetiker zum Süßen von Tee oder Müsli zu künstlichen Süßstoffen. Dass diese Süßstoffe gesundheitlich nicht unbedenklich sind und sogar die Kalorienaufnahme erhöhen, habe ich ausführlich im Kapitel „Künstliche Süßstoffe – Segen oder Fluch?" dargestellt.

Gerade für Diabetiker ist die Stevia-Pflanze ein wahrer Segen, da sie eine gesunde und wirkungsvolle Alternative zu Zucker und Süßstoffen darstellt. Kienle: „Steviosid erzeugt keine Ausschüttung von Insulin und ist deshalb für Diabetiker geeignet."[118] Schon 1921 hatte George S. Brady, amerikanischer Handelskommissar, Stevia „einen idealen und sicheren Zucker für Diabetiker genannt".[119] Überall in Paraguay und Brasilien ist Stevia als Medikament für Diabetes bekannt. Kräuterkundige „verschreiben" dort seit mindestens 40 Jahren Stevia-Aufgüsse und Extrakte, wie zum Beispiel „El Dulce Te del Paraguay®" , hergestellt in Asunción, um den Blutzuckerspiegel auszugleichen.

In Brasilien ist Tee aus Stevia-Blättern und Stevia-Kapseln offiziell als Heilmittel für Diabetiker anerkannt. Ein populäres paraguayisches Heilmittel für Diabetes besteht seit mehr als 45 Jahren in einem Teeabsud von Stevia-Blättern, -Stielen und -Blüten. Eine andere paraguayische Rezeptur bei hohem Blutzuckerspiegel ist eine sirupartige Flüssigkeit, die durch das Kochen der Stevia-Blätter in Wasser gewonnen wird und verschiedenen Getränken zugefügt wird.[120]

Oviedo, ein südamerikanischer Forscher, zeigte 1970, dass der Blutzuckerspiegel von 25 gesunden Erwachsenen um 35 Prozent sank, wenn sie Stevia zu sich nahmen, und japanische Forscher stellten ein Sinken des Blutzuckerspiegels bei Ratten fest.[121] Jüngste klinische Studien zeigen, dass Stevia in der Lage ist, die Glukosetoleranz zu verbessern und den Blutzuckerspiegel zu senken.[122] Nach Rita Elkins, Stevia-Expertin und Buchautorin, hat Stevia noch nie einen Anstieg des Blutzuckerspiegels hervorgerufen.[123]

Dr. Miguel Ovidio, Professor an der Nationalen Universität in Paraguay, verabreichte Diabetikern einen halben Teelöffel Stevia-Extrakt pro Tag. Das Ergebnis: „Die Patienten fühlten sich wohler und energievoller als je zuvor." Auf dem siebten Kongress der Internationalen Diabetes-Föderation wurde eine Studie von Ärzten aus Paraguay vorgelegt, wobei Stevia auch in kleinen Mengen in der Lage ist, den Blutzuckerspiegel von Diabetikern zu normalisieren. Kein einziger Fall von Unverträglichkeit ist dokumentiert.

Der vor allem in den Blättern konzentrierte Süßstoff Steviosid wird von unseren Geschmacksnerven etwa 200 bis 300-mal so süß empfunden wie Zucker. Stevia-Blätter kann man jedem Tee zum Süßen beimischen. Pro Liter fertigen Tee braucht man nur etwa einen Teelöffel Stevia-Blätter oder die Menge, die man zwischen Daumen, Zeige- und Mittelfinger fassen kann. Wer möchte, kann die Blätter in einer Kaffeemühle pulverisieren oder fertiges Pulver kaufen. „Zuckerwasser" zum Süßen von Speisen lässt sich herstellen, indem man die Blätter mit heißem Wasser übergießt und dann abfiltert. Dieser süße Extrakt kann zum Süßen von Obstsalat, Kompott, Cremes, Tee, Eis und vielem mehr benutzt werden.

„Im Gegensatz zu künstlichen Süßstoffen sowie Süßholz sind von Stevia-Blättern auch bei regelmäßigem Gebrauch keine Nebenwirkungen beobachtet worden."[124] Und die bekannte Gesundheits-Autorin Halima Neumann stellt fest: „Stevia ist ein gesundes, kalorienfreies Süßmittel auch für Diabetiker, ohne die gärungsaktiven Nebenwirkung von Fruchtzucker, Honig, Sirup und Zucker." Sie hat in ihren Selbsthilfegruppen festgestellt, dass sich mit Stevia-Tee, am besten kombiniert mit Mate- und Lapacho-Tee, wie von selbst die Lust auf zu viel Süßes oder frustausgleichende Naschereien verliert. Sie empfiehlt, bei Lust auf Süßes ein Stevia-Blatt zu lutschen und hinterher ein Glas stilles Wasser zu trinken oder gleich Stevia-Tee zu trinken.

Bei Diabetes: Viel Obst und Gemüse essen!

Als weitere Maßnahmen für Diabetiker und auch zur Vorbeugung von Diabetes sollte man folgende Ernährungshinweise beherzigen:

- Nur essen, wenn man Hunger hat, und mindesten 45 Prozent Kohlenhydrate und nur höchstens 30 Prozent Fett und 20 Prozent Eiweiß verzehren.
- Vollwertkost mit viel Faserstoffen essen: Obst, Gemüse, Vollkorn-

produkte. Natürlicher Fruchtzucker aus frischen Früchten wird langsam verstoffwechselt, ohne den Blutzuckerspiegel zu beeinträchtigen. Der natürliche Zucker in ganzen Früchten benötigt im Gegensatz zum isolierten Zucker und Fruchtzucker kein Insulin zur Verstoffwechselung! Daher kann durch Obstverzehr eine „Zuckerschaukel" erst gar nicht einsetzen.

- Das Idealgewicht durch viel Rohkost und körperliche Bewegung erreichen und halten.
- Schnell abbaubare Zucker wie Saccharose sowie die Zuckeraustauschstoffe Fructose und Sorbit meiden und sechs bis sieben kleine Mahlzeiten über den Tag verteilt essen.
- Möglichst die Anti-Baby-Pille meiden, da sie Übergewicht und Diabetes fördert, indem sie dem Körper eine Dauerschwangerschaft vorgaukelt. Außerdem stellt die Pille einen „schweren, unnatürlichen Eingriff in die Natur" (Wandmaker) dar. Gesunde Alternativen finden Sie im Buch von Shalila Sharamon und Bodo J. Baginski, „Kosmobiologische Empfängnisplanung" (Windpferd, 2009).

Wer bereits an Diabetes erkrankt ist und behandelt wird, darf die Medikamente keineswegs eigenmächtig absetzen und sich nicht nur noch mit Heiltee und einer entsprechenden Ernährung behandeln. Der Arzt wird bei einer Senkung des Blutzuckers die Dosis der Medikamente senken.

Viele ehemalige Diabetiker, die nach den Ernährungsrichtlinien von Helmut Wandmaker und Franz Konz als Rohköstler leben, sind in manchmal erstaunlich kurzer Zeit gesund und beschwerdefrei geworden. In ihren Büchern geben Leser Zeugnis davon. Wer sich vor Diabetes schützen will, sollte daran denken, seine Bauchspeicheldrüse und ihre Langerhans'schen Zellen vor Freien Radikalen zu schützen. Eine Ernährung mit viel Obst und Gemüse beugt Diabetes vor, weil sie reichlich Anti-Oxidantien, Radikalenfänger wie Vitamine, Mineralstoffe, Spurenelemente und sekundäre Pflanzeninhaltsstoffe enthalten. Empfehlenswert sind neben Obst, Gemüse und Stevia auch konzentrierte, besonders vitalstoffreiche Lebensmittel wie Spirulina-, Chlorella- und Afa-Algen sowie Gerstengrassaft.[125]

Moderne Bücher über die richtige Ernährung für Diabetiker weisen darauf hin, dass die pauschale Angst der Diabetiker vor Kohlenhydraten unbegründet ist und empfehlen alle, „reichlich stärkehaltige und ballaststoffreiche Lebensmittel sowie Gemüse, Obst und Salat zu essen."[126] Viel Rohkost ist dabei zu empfehlen, weil sie langsamer ins Blut übergeht als Gekochtes und durch ihren Enzymreichtum die Bauchspeicheldrüse entlastet.

Stevia als Hilfe bei Hypoglykämie – gefährlicher Unterzuckerung und Vorstufe von Diabetes

„Eine überwältigende klinische Erfahrung weist darauf hin, dass viele Zivilisationskrankheiten durch falsche Ernährung zustande kommen."

(Professor Dr. med. Fritz Eichholtz (1889 – 1967)

„Wenn du nicht bereit bist, dein Leben zu ändern, kann dir nicht geholfen werden."

(Hippokrates (460 bis 377 v. Chr.)

„Gibt man einem Menschen Zucker, so gibt man ihm in Wirklichkeit Steine statt Brot – nämlich eine kristalline, tote Substanz, die keinerlei Leben mehr enthält."

(Otto Wolff in „Zucker – die süsse Sucht")

„Für künstlichen und raffinierten Zucker (einschließlich Bienenhonig) ist in einer natürlichen Ernährung kein Platz"

(Helmut Wandmaker)

Hypoglykämie – unbekannte, unerkannte Krankheit von Millionen

Hypoglykämie oder Unterzuckerung ist eine Krankheit mit vielen Symptomen, die in Deutschland noch kaum bekannt ist und entsprechend wenig behandelt wird. In den USA leiden etwa zwanzig Millionen Menschen darunter, und auch bei uns sind es Millionen. Die leicht verdaulichen Zucker aus Kuchen, Schokolade, Weißbrot, Eis usw. gehen sofort in die Blutbahn und erhöhen den Zuckerspiegel, der diesen „Zuckerschock" nicht verkraften kann. Damit der Blutzuckerspiegel sich wieder normalisieren kann, muss die Bauchspeicheldrüse Insulin produzieren und ins Blut leiten. Bei Unterzuckerung produziert die Bauchspeicheldrüse zu viel Insulin und die Nebennieren verstärkt

Kortison und Adrenalin, um einen erhöhten Zuckerspiegel im Blut zu senken bzw. die Glykogenreserven zu aktivieren.

Normalerweise befördert das Insulin den aus der Nahrung bereitgestellten Zucker von der Blutbahn in die Zellen. Dadurch kontrolliert es den Blutzuckerspiegel und verhindert einen zu starken Abfall nach dem Essen. Die falschen Essgewohnheiten der meisten Menschen – zu süß, zu wenig kauen, zu üppige Mahlzeiten – bringen diese automatisch ablaufende Regelung durcheinander. Der Blutzuckerspiegel wird zu schnell unter die Norm abgebaut.

Der Mechanismus, der den Blutzuckerspiegel normalisiert, funktioniert aber bei Menschen, die unter Hypoglykämie leiden, nicht, Die Betroffenen haben im Gegensatz zu Diabetikern einen viel zu niedrigen Blutzuckerspiegel. Man spricht von „Unterzuckerung". Die leichtlöslichen, „künstlichen" Kohlenhydrate, die so in natürlicher Nahrung nicht vorkommen, überfordern den Regulationsmechanismus des Körpers. Ein zu niedriger Blutzuckerspiegel ist für den Körper jedoch gefährlich, und deshalb signalisiert er Heißhunger. Bei einem Glukose-Blutspiegel unter 40 mg pro 100 ml kann es infolge akuten Energiemangels der Neuronen zu Koma und Schocktod kommen.

Instinktiv konsumieren Menschen, die an Unterzuckerung leiden, mehr zuckerhaltige Nahrungsmittel, wodurch die Probleme aber noch schlimmer werden. Greifen sie zu Lebensmitteln, die mit Süßstoff gesüßt sind, produziert der Körper Insulin, weil er Zucker erwartet. Wenn die Nahrung keinen Zucker bereitstellt, sinkt der Blutzuckerspiegel. Die gefährliche „Zuckerschaukel" beginnt von vorn.

Unterzuckerung kann zu Schul-, Familien- und Berufsproblemen führen.

Helmut Wandmaker macht in seinem sehr informativen Artikel „Der Zuckerrausch. Unterzuckerung, die Epidemie des 20. Jahrhunderts"[127] die Hypoglykämie für den größten Teil der Depressionen, Kopfschmerzen und Erschöpfungszustände verantwortlich. Menschen, die unter Depressionen leiden, haben oft einen unzureichenden Glukosestoffwechsel und leiden unter Unterzuckerung. Manchmal reicht es, wenn die Betroffenen komplexe Kohlenhydrate wie Früchte, Gemüse oder Vollkornprodukte essen, und ihre Depression verschwindet!

Eine Unterzuckerung kann auch zu Symptomen wie Nervosität, kurze Dämmerzustände, Aggressivität, Kopfschmerzen, Angstzuständen, Übelkeit, kaltem Schweiß, Herzklopfen, Migräne, geistiger Verwirrung, Epilepsie, Erschöpfung, Schwindel, Hyperaktivität, Ohnmachtsgefühl, Schlafstörungen, Schwächezuständen, Naschsucht, Stimmungsschwankungen, Verhaltensstörungen, Reizbarkeit und Verdauungsstörungen führen. Damit einhergehen oft Berufs- oder Schulprobleme. Schließlich können auch Konzentrationsstörungen oder Vergesslichkeit auftreten. Ich habe darüber ausführlich in meinem Buch „Hyperaktivität – warum Ritalin keine Lösung ist. Gesunde Strategien, die wirklich helfen“ (Goldmann) geschrieben.

Wird bei einer Unterzuckerung kein neuer Zucker bereitgestellt, schütten die Nebennieren Adrenalin und Noradrenalin aus, Hormone, welche die Glukosereserven aktivieren. Mit der Zeit werden durch diese ständige Aktivierung der Nebennieren die Adrenalindrüsen erschöpft.

Auch durch Kaffeetrinken wird übrigens eine Unterzuckerung ausgelöst, da Kaffee eine Adrenalinausschüttung der Nebennieren erzwingt, deren Stresshormone die Leber beeinflussen, gespeichertes Glykogen, also Zucker, in die Blutbahn zu werfen. Alle Hormondrüsen sind im Zustand der Dauererregung. Hypoglykämie wird daher auch „Stresskrankheit“ genannt. Nach diesem „Pep“ kommt aber wieder der jähe Abfall des Blutzuckers durch zu viel Insulin, der wieder einen neuen Hormonstoß nach sich zieht.[128] Auf die Dauer hat Kaffee daher eine zerstörerische Wirkung auf unser Nervensystem. Auch Tee, Alkohol, Zigaretten und Kakao fördern die Unterzuckerung. Wandmaker: „Kaffee- und Kuchenstunden sind Giftminuten für Herz und Kreislauf!“

Bei folgenden Symptome macht Wandmaker zu 90 Prozent eine Unterzuckerung als Ursache verantwortlich: Nervosität, Erschöpfung, Verwirrtheit, Schwindel, Zittern, Ohnmacht, Schwäche, Depressionen, Kopfschmerzen und Lärmempfindlichkeit. Bei Schlaflosigkeit, Ängstlichkeit, Vergesslichkeit, Schläfrigkeit, Verdauungsbeschwerden, Pulsbeschleunigung, Muskelschmerzen, Taubheitsgefühlen, Unentschlossenheit und Jucken der Augenlieder soll „Hypo“ zu 60 bis 80 Prozent die Ursache sein. Und immerhin zu etwa der Hälfte soll laut Wandmaker Unterzuckerung die Ursache von Symptomen wie Verwirrtheit, Zucken im Körper, sexuelle Unlust, unsoziales Benehmen,

Losschreien, Allergien, Asthma, Konzentrationsmangel, Schleier vor den Augen und Krämpfen in den Beinen sein. Weitere mögliche Symptome sind Heißhunger, Herzneurosen, Muskelzucken, Impotenz, trockene und klamme Haut, Stottern, Alpträume, Alkoholismus, häufiges Gähnen, Phobien, Störungen der Schilddrüse und Hautausschläge.

In den USA gibt es zahlreiche Bücher zum Thema Hypoglykämie, für uns ist dieses Thema in seiner vollen Brisanz noch zu wenig bekannt. Es ist der Verdienst von Helmut Wandmaker, das Problem der Unterzuckerung einer größeren Leserschaft in deutschsprachigen Ländern verdeutlicht zu haben. In folgenden Büchern finden sich Absätze über Hypoglykämie: Helmut Wandmaker, „Willst Du gesund sein, vergiss den Kochtopf", derselbe, „Rohkost statt Feuerkost" (beide Goldmann-Verlag), Dr. Burgerstein, „Orthomolekulare Medizin" (Haug-Verlag), Dr. Schuitemaker, „Orthomolekulare Ernährungsstoffe" (VM-Verlag), Dr. Atkins, „Ernährungswende, Energie Diät, Diätrevolution" (Fischer-Verlag).

Schlagzeilen machte auch bei uns ein Fall aus den USA, wo der Stadtrat Dan White durch das offene Fenster in den Sitzungssaal des Rathauses einstieg und den Bürgermeister George Moscone sowie den Stadtratskollegen Harvey Milk erschoss. Dennoch wurde der Schütze nicht wegen doppelten Mordes verurteilt, sondern bekam nur eine Haftstrafe von sieben Jahren wegen Totschlages. „Der Täter hatte nämlich geltend gemacht, dass er nach übermäßigem Verzehr von 'Junk Food' – also Süßigkeiten, Softdrinks und Knabberkram – zur Tatzeit erregt und verwirrt gewesen sei. Das Gericht glaubte das, und erklärte ihn für vermindert zurechnungsfähig."[129] Diese so genannte „idiopathische Hypoglykämie", ein drastisch gesenkter Blutzuckerspiegel, macht die meisten Menschen extrem reizbar. Eva Gesine Baur warnt in ihrem amüsant geschriebenen Buch „Süße Gelüste" vor Diäten, die auf Eiweißmast setzen. Der Partner sollte vorher besser eventuell vorhandene Schusswaffen in Sicherheit bringen, „denn der Mangel an Serotonin und Tryptophan in solcher Nahrung sorgt für eine ähnlich ungemütliche Stimmungslage wie die des mörderischen Stadtrats."[130]

Wer einige dieser Symptome bei sich kennt, kann beim Arzt oder Heilpraktiker einen Zuckerbelastungstest und ein so genanntes Tagesprofil erstellen lassen. Chronische Müdigkeit, depressive Neigung oder plötzlicher Leistungsabfall werden von den wenigsten Menschen (und Ärzten) mit einem Zuckerproblem in Zusammenhang gebracht. Wenn es bei einer Unterzuckerung zur Abhängigkeit von Zucker kommt, führt dies nicht nur zu körperlichen Problemen, sondern oft auch zu einer Schwächung der Persönlichkeit. „Im Gegensatz zur Hingabe an den Genuss bei einer Sucht erfordert das wirkliche Suchen, das ein geistiges Problem ist, eine oft große Anstrengung, die zu einer Stärkung der Persönlichkeit durch Beherrschen der Abhängigkeit führt."[131] Wenn sich das Suchen nur auf einen Genuss und dessen Befriedigung oder gar Verstärkung bezieht, so liegt es in der Natur der Sache, dass es nur zu einer vorübergehenden Scheinbefriedigung kommt.

Unterzuckerung, eine Ursache wachsender Jugendkriminalität?

Nach Auffassung amerikanischer Kriminologen und Sozialfürsorgern kann die unter Jugendlichen verbreitete Unterzuckerung für Gewaltbereitschaft und Jugendkriminalität verantwortlich sein. In amerikanischen Jugendgefängnissen werden Erfolge mit einer Vollwert-Ernährung ohne Zucker und Weißmehl erzielt. „Das Abgehen vom zuckerreichen ‚Junk Food' verkürzte jedenfalls auf statistisch signifikante Weise die Dauer der Verwahrung und verhinderte vor allem die Rückfälligkeit."[132]

Menschen mit Hypoglykämie sollten Mahlzeiten mit viel einfachem Zucker und raffinierten Kohlenhydraten meiden, weil sie eine zu starke Insulinsekretion auslösen, die dann den Blutzucker zu tief senkt. Besonders das Gehirn leidet, wenn die Glukosezufuhr unterbrochen ist, weil es auf eine kontinuierliche Zufuhr des Blutzuckers angewiesen ist, um seine Aufgaben zu erfüllen, und nicht, wie andere Organe, auf andere Energielieferanten ausweichen kann. Hierdurch erklärt es sich, warum die meisten Symptome einer Unterzuckerung mit mentalen Funktionsstörungen einhergehen. Menschen mit Hypoglykämie sind oft erschöpft und reizbar.

Ernährungsempfehlungen bei „Hypo"

Als Ernährungsempfehlung sind Trockenfrüchte zu meiden, weil sie konzentrierte Nahrungsmittel mit einem hohen Zuckergehalt sind. Außerdem Backwaren aus Weißmehl, geschälter Reis, Kaffee, starker Schwarztee, Alkohol, Cola und Süßigkeiten. Rauchen verstärkt die Unterzuckerung. Empfehlenswert sind alle Gemüse und sämtliche Obstsorten, Vollkornprodukte, Sojaprodukte, Kräutertee. Der Vitamin-B-Komplex, der die Energie für die Gehirnzellen liefert und wichtig ist für den Glukoseabbau, sollte in natürlicher Form zum Beispiel als Bierhefe, Gerstengras oder Spirulina- und Afa-Algen zu sich genommen werden. Chrom, ebenfalls in diesen natürlichen Nahrungsergänzungsmitteln sowie in Wildkräutern und Sprossen und auch in der Stevia-Pflanze reichlich vorhanden, hilft, den Blutzucker zu regulieren und Schwankungen zu vermeiden. Überhaupt sollte auf eine mineralstoffreiche Kost einschließlich Zink, Magnesium und Kalium geachtet werden.

Bei Unterzuckerung kann Obst gegessen werden. Der Fruchtzucker in süßem Obst wird sofort in Glucose und damit in Gehirnnahrung verwandelt und geht dabei langsam in das Blut über. Fruchtzucker in ganzen Früchten benötigt kaum Insulin! Damit kann bei Früchten und Gemüse die Zuckerschaukel gar nicht erst einsetzen. Informationen aus dem Buch „Zucker-Knacker" von H. Leighton Steward, Mosaik-Verlag, wonach reife Bananen, Möhren, Wassermelone und Ananas für Menschen mit Gewichtsproblemen zu meiden seien, weil sie die Insulinproduktion übermäßig anregen und damit zum Aufbau von Fettpolstern sorgen, entbehren daher jeder Grundlage. Im Gegenteil, Wassermelone und Ananas sind wegen ihres hohen Wassergehaltes, ihren Fruchtsäuren, Enzymen und Faserstoffen die idealen Früchte zum Abnehmen und Entschlacken (vgl. auch Kapitel „Ananas – die ideale Diätfrucht" in meinem Ananasbuch). Rohe Karotten haben nach dem glykämischen Verzeichnis von Dr. David Jenkins mit 100 als höchstem Wert – sehr schnelle Insulinausschüttung – nur einen Wert von 31, Orangen 40, Äpfel 39. Wandmaker: „Daher können auch Zuckerkranke frisches Obst sehr gut vertragen, ohne dass der Zuckerspiegel in die Höhe schnellt und mit Insulin gesenkt werden muss."[133]

Wer zu Hypoglykämie neigt und Süßmittel verwenden will, sollte Zucker und Honig sowie natürliche Süßmittel meiden und stattdessen zu Stevia greifen, weil Stevia den Blutzuckerspiegel nicht beeinträchtigt und die Insulinproduktion nicht beeinflusst.

Stevia, eine Hilfe bei Candida und Pilzbefall

„Pilze sind als Ursachen von Krankheiten ebenso wichtig wie Bakterien und Viren.“

(Dr. Bruno Haefeli, Schweizer Naturarzt und Forscher)

1850 betrug der Zuckerkonsum in Europa 7 g pro Tag und Kopf, 1980 schon 110 g täglich. Der Zuckerkonsum ist 2007 auf 101 g pro Person und Tag leicht zurückgegangen, aber immer noch hoch. Am meisten Zucker wird von Jugendlichen zwischen 12 und 14 Jahren konsumiert, und zwar täglich im Durchschnitt 178 g Zucker gilt als Geschmacksverstärker und wird auch salzigen Speisen zugesetzt. Der Anteil von Zucker in Tomatenketchup beträgt beispielsweise 14 Prozent! Die heute weit verbreitete Infektion mit Hefen oder Pilzen wird mit dem in den letzten Jahren gestiegenen Zuckerkonsum in Verbindung gebracht.[134]

In letzter Zeit gibt es zunehmend Infektionskrankheiten, die durch Pilze oder Hefen hervorgerufen werden, und die im Gegensatz zu Hefen in Sauerkraut oder Käse für den Menschen krankheitserregend sind. Candida-Pilze können sich vom Mund bis zum Darmausgang auf den Schleimhäuten ansiedeln, aber auch Bronchien, Lunge und die inneren Organe befallen. Der Candida-Pilz war früher nur bei geschwächten Säuglingen und bei Diabetikern zu finden. Der vom Diabetiker nicht verarbeitete Zucker lockt speziell die zuckerliebenden Hefen an, zu denen auch Candida albicans gehört.

Nicht jeder Mensch wird von diesen Pilzen befallen, es muss also eine geschwächte Abwehrlage wie zum Beispiel nach einer Antibiotikabehandlung, einer Zytostatikabehandlung, seelischen Belastungen, Stress oder nach längerer Einnahme der „Pille“ vorliegen. Generell setzt jede Störung des Immunsystems die Hemmschwelle für das Pilzwachstum herab. Normalerweise sind die gesunden und gesund erhaltenden Bakterien in der Darmflora, wie die Lactobazillen, in der Lage, ein Gegengewicht zu anderen Mikroorganismen, wie Pilzen, zu bilden. Folgen der Pilzbesiedelung können chronische Müdigkeit, Verdauungsstörungen, Hautprobleme und depressive Verstimmung sein. Wolff: „Diese Kulturen können leicht durch das vom Menschen nicht verarbeitete Zuckerangebot entarten, das ihnen „freien Lauf" lässt, da die beherrschende Kraft des Organismus zu schwach ist."[135] !

Durch die zum Teil sehr giftigen Stoffwechselprodukte des Pilzes wie Fuselöle und Alkohol kann es bei chronischem Verlauf zu einer schweren Beeinträchtigung des Organismus, wie einer Leberschädigung, kommen. Candida produziert nahezu hundert unterschiedliche Toxine. Dauert die Pilzbesiedelung jahrelang an, wird die Abwehrlage noch schlechter, und die Hefen können vom Darm aus auf andere Organe übergehen. Etwa ein Drittel der Candida-Patienten haben eine systemische Mykose, das heißt, auch andere Organe sind mit Mykosen befallen. Schätzungen gehen davon aus, dass in Deutschland etwa 8000 bis 10 000 Personen jährlich aufgrund einer Infektion mit Hefepilzen, zumeist Candida albicans, sterben.

Pilztötende Medikamente sind auf Dauer nicht erfolgreich, weil der ideale Nährboden in Form des Zuckers weiter besteht. Eine Heilung kann nur durch eine Anti-Pilz-Diät mit dem Weglassen aller Zuckerprodukte einschließlich des weißen Mehls erzielt werden. Empfohlen wird der Übergang von Weizen- zu Roggenbrot, wobei auf die Verwendung von Natursauerteig geachtet werden muss, damit auf Dauer der gesamte Stoffwechsel anders programmiert wird. Besonders bei Weißbrot in der Zubereitung mit Hefe ist die Verdauungsarbeit sehr gering, und der Abbau zu Zucker geschieht schneller als bei Roggenbrot. Wolff: „Tatsächlich sind viele Schwächen und Krankheiten durch den exzessiven und dauernden Konsum von Zucker und raffinierten Kohlenhydraten und die damit verbundenen 'Erleichterungen', auch der Verdauung, bedingt."[136]

Pilze bevorzugen zum Wachsen ein alkalisches Milieu. Durch Frischkost und milchsauer eingelegtes Gemüse wird das Milieu pilzfeindlich. Sämtliche pflanzliche Lebensmittel, bis auf die konzentriert süßen Trockenfrüchte, können verzehrt werden.[137]

Eine antifungizide Wirkung haben Grapefruitkernextrakt, Papayasamen, Ananas und Stevia. Diese Mittel stärken gleichzeitig die physiologische, gesunde Darmflora und wirken der Entartung der Darmflora, der Dysbakterie, entgegen. Papaya und Ananas stellen außerdem wertvolle, eiweißaufspaltende Enzyme zur Verfügung, die eine optimale

Verstoffwechselung der Nahrung gewährleisten. Papayasamen sollten morgens auf nüchternen Magen gründlich gekaut und mit Wasser heruntergespült werden. Ananas kann morgens und vor den Mahlzeiten gegessen werden (siehe auch mein Ananas- und Papayabuch für nähere Informationen).

Candida-Betroffene haben oft einen Heißhunger auf Süßes. Den können sie unbedenklich mit Stevia-gesüßten Tees und anderen Lebensmitteln stillen, da die Stevia-Süße den Candida-Pilz nicht füttert, sondern seine Ausbreitung eindämmt. Endlich können Mykose-Betroffene wieder Süßes zu sich nehmen, ohne Angst haben zu müssen, noch kränker zu werden. Mit Stevia ist Genuss ohne Reue auch für Candida-Patienten möglich. Langfristig sollten sie aber dem Pilz durch eine Ernährung mit viel Frischkost ohne Zucker und Weißmehl den Boden entziehen, und ihr Immunsystem auch durch regelmäßige körperliche Bewegung und eine Entspannungstechnik, wie dem authentische Reiki, so stärken, dass Mykosen keine Chance mehr haben.

Halima Neumann empfiehlt in ihrem Buch „Stop der Azidose“, bei leichtem Pilzbefall und zur Vorbeugung, als natürlichen Pilztöter Lapacho-Tee, den es auch schon mit Stevia vermischt gibt, Knoblauch und Meerrettich. Bei massivem Pilzbefall helfen auch Grapefruitkernextrakt, Myrrhe, Papaya-Granulat aus grünen Bio-Papayas oder frische grüne Papaya geraspelt, angemacht mit ungesüßtem Apfelsaft, Zitronensaft und etwas Stevia. Empfehlenswert bei Pilzbefall ist eine Darmreinigungskur wie „Éjuva“ oder „Colodyne“ (derzeit von der Firma „Lifeplus“) und danach zum „Aushungern“ der Candida-Pilze eine kohlenhydratarme und eiweißreiche Kost auf Pflanzenbasis mit Spirulina- und Afa-Algen sowie Gerstengras – auch zum Aufbau einer gesunden Darmflora und zur Stärkung des Immunsystems.[138]

Stevia, eine große Hilfe bei Übergewicht

„Die zivilisierte Menschheit von heute lebt und arbeitet fast nur, um zu essen, dass sie davon krank wird.“

(Professor Dr. Johannes Ude, 1874–1965)

„Durch den vollkommenen Mangel an Vernunft in der Küche ist die Entwicklung der Menschen am längsten und am schlimmsten beeinträchtigt worden.“

(Friedrich Wilhelm Nietzsche, 1844–1900)

Stevia hat tatsächlich keine Kalorien. Es lässt sich leicht in Wasser auflösen und vermischt sich mit allen anderen Süßmitteln. Ich gebrauchte Stevia in köstlichem, selbst gemachtem Eis, das extrem wenig Kalorien enthält.[139] Übergewicht ist zu einer Volkskrankheit geworden. Etwa vierzig Prozent der Bundesdeutschen sind übergewichtig, und zehn Prozent fettsüchtig. Übergewicht führt zu vielen gesundheitlichen Problemen, wie der Gefahr von Herzinfarkt und Schlaganfall durch Arterienverkalkung und erhöhtem Cholesterinspiegel, Arthritis und Arthrose, Diabetes, Rückenschmerzen und es gilt sogar als Risikofaktor für Krebserkrankungen. Wer übergewichtig ist, hat eine verkürzte Lebenserwartung und seine Lebensqualität ist eingeschränkt.

Wer Übergewicht, aber keine Lust hat, weiter fruchtlose Diäten durchzuführen, sollte seine Ernährung grundlegend umstellen und mehr komplexe statt einfache Kohlenhydrate zu sich nehmen, zum Beispiel in Form von Obst und Gemüse. Er sollte mehr Rohkost essen – ich kenne keinen Rohköstler mit Übergewicht! –, statt Zucker oder Süßstoffen Stevia verwenden, und einen großen Bogen um fettiges Fast Food und raffinierte Kohlenhydrate wie Weißmehl oder Zucker machen. Dr. Vogel, bekannter Schweizer Naturarzt und Buchautor („Der kleine Doktor"): „Zu meiden sind vor allem Zuckerwaren und Weißmehlprodukte.“[140] Wer dann noch seinen Fleischkonsum einschränkt und bis mittags um 12 Uhr, solange dauert die Entschlackungsphase des Körpers, nur Obst isst, hat schon viel getan, um sein Übergewicht abzubauen und sein Idealgewicht auch zu halten. Ganz besonders eignen sich hierfür tropische Früchte wie Papaya, Kiwi und Ananas, weil sie durch die Fülle ihrer Enzyme helfen, Fettdepots zum Schmelzen zu bringen und alle Stoffwechselprozesse anzufeuern (vgl. auch mein Ananas- und Papaya- sowie Tropenfruchtbuch).

Wer zwischen den Mahlzeiten Hunger hat, sollte Obst möglichst aus Bio-Anbau oder Wildkräuter essen bzw. Gerstengras- oder (und) AFA-Algentabletten lutschen oder Grünsäfte trinken. Obst stabilisiert den Blutzuckerspiegel und Grünsäfte versorgen den Körper zusätzlich mit hochwertigem und sehr sättigendem Pflanzeneiweiß sowie wertvollen Vitaminen, Mineralstoffen und Spurenelementen (vgl. auch mein Buch „Gerstengras, Verjüngungselixier und naturgesunder Energy-Drink" und „Die Heilkraft der Afa-Alge").[141] Wer sich hauptsächlich von leeren Kalorien ernährt, verhungert an vollen Töpfen und wird nie richtig satt! Da unsere Böden durch den sauren Regen und die industrialisierte Landwirtschaft ausgelaugt sind, brauchen wir die zusätzlichen Vitalstoffe aus natürlichen Lebensmittel-Konzentraten wie Gerstengras oder Afa-Algen, um Vitalstofflücken zu vermeiden und ein angenehmes Sättigungsgefühl zu erreichen.

Um Vitamin- und Mineralstoffpräparate aus dem Chemielabor sollten wir dagegen einen großen Bogen machen, weil sie bestenfalls vom Körper wieder ausgeschieden werden – die Amerikaner haben den teuersten Urin der Welt –, schlimmstenfalls toxisch wirken und zu Krankheiten führen können.

Ursprünglich sind wir „Lauftiere", die jeden Tag lange Strecken zurücklegten. Wer sich dauerhaft um sein Gewicht keine Gedanken machen will, sollte ein tägliches Bewegungsprogramm absolvieren, am besten in der freien Natur. Wer eine halbe Stunde in langsamem Tempo joggt, beschleunigt seinen Stoffwechsel für 24 Stunden! Außerdem bauen wir durch sportliche Aktivitäten Muskelmasse auf, und Muskeln brauchen etwa doppelt so viel Energie wie Körperfett. Jeder sollte wissen, dass wir ab Mitte Dreißig Muskelmasse zugunsten von Fettmasse abbauen, wenn wir nicht durch Bewegung gegensteuern. Durch Joggen schüttet der Körper vermehrt Endorphine, Glückshormone, aus, und wir werden belastbarer in Stresssituationen. Gute Ausdauersportarten sind auch zügiges Radfahren, Rudern, Skilanglauf oder Schwimmen.

Wer übergewichtig ist, sollte seine Gelenke schonen und mit Walking, Nordic Walking, Radfahren oder Schwimmen beginnen und erst mit Dauerlauf anfangen, wenn das Normalgewicht erreicht ist.[142]

Ein toller Trick, seinen Stoffwechsel so anzuregen, dass er mehr Kalorien verbrennt, besteht darin, täglich zweimal „Die Fünf 'Tibeter'" auszuüben. Durch das Vor- und Zurückbewegen des Kopfes wird die Schilddrüse, die unseren Stoffwechsel steuert, stimuliert. Wir fangen mit drei Wiederholungen an und steigern uns jede Woche um drei, bis wir auf 21 Wiederholungen zweimal am Tag gekommen sind. Wie man die Übungen richtig ausführt, welche Möglichkeiten es bei Rückenproblemen gibt, und welche Ausgleichsübungen man nach den Riten machen kann, habe ich ausführlich in meinem Buch „Die fünf 'Tibeter' mit Kindern"[143] beschrieben, das auch für Erwachsene zum Selberlernen gedacht ist.

Ich jogge jeden Tag für mindestens 30 Minuten, oft auch länger. Auch andere Yogaübungen wie der „Sonnengruß" feuern den Stoffwechsel und damit auch die Entgiftung an. Ich gebe zudem Yogaseminare.

Übergewicht hat oft seelische Ursachen. Vor allem Frauen reagieren auf Stresssituationen oder Frustrationen häufig mit Heißhunger, meist auf Süßes. Schokolade gilt als „Seelentröster", und etwa zwanzig Prozent der Frauen leiden mittlerweile an Essstörungen. 100 g Schokolade haben satte 510 Kalorien! Ich hoffe, dass in Zukunft immer mehr Süßwaren, die mit Stevia gesüßt sind, auf den Markt kommen. Auch immer mehr Männer sind von Bulimie, der Ess-Brech-Sucht, und der lebensgefährlichen Magersucht betroffen. Vierzig Prozent der Frauen machen mehrmals im Jahr eine Diät, obwohl der Jo-Jo-Effekt von Diäten mittlerweile bekannt ist: Nach einer Diät verwertet der Körper die aufgenommene Nahrung noch besser, weil er sich einen Vorrat für Mangelzeiten zulegt. Dass Diäten nicht funktionieren, wissen auch die Herausgeber von Frauenzeitschriften, die aber in fast jeder Ausgabe eine neue Wunder-Diät anpreisen, weil sie wissen, dass damit ihre Auflage steigt.

Das Buch „Zucker-Knacker" von H. Leighton Steward, Mosaik-Verlag, wird zurzeit als Schlankheits-Ratgeber gepriesen. Der Vorteil dieses Buches: Endlich spricht ein Autor die Nachteile von Nahrungsmitteln an, welche die Insulinausschüttung übermäßig anregen und darüber den Fettabbau behindern. Der Nachteil: Es sind auch Lebensmittel in die Rubrik „gefährliche Dickmacher" geraten, die dort überhaupt nichts zu suchen haben, wie Bananen, Wassermelonen, Möhren und Ananas. Der Fruchtzucker in Früchten und süßem Gemüse wird insulinunabhängig verstoffwechselt und beeinflusst daher den Blutzuckerspiegel überhaupt nicht. Fruchtzucker in frischen, ganzen Früchten wird sofort in Glucose, Gehirnnahrung, umgewandelt. Man sollte nur nicht zu viele sehr süße Trockenfrüchte wie Rosinen oder Datteln essen, da es sich hierbei um ein sehr kalorienreiches Lebensmittelkonzentrat handelt.

In „Der neue Zucker-Knacker" (2004) sind unter Lebensmitteln, die man nicht essen sollte, Früchte verschwunden, aber immer noch gesunde Gemüsesorten wie Karotten und Rüben enthalten.

Wer ein „Frustesser" ist und bei Liebeskummer, Ärger im Beruf oder Stress mehr isst als sonst, sollte etwas Wirksames tun, um sein Selbstwertgefühl zu stärken und sich emotional zu stabilisieren. Sehr bewährt haben sich hierfür Meditationstechniken wie die Transzendentale Meditation (unter diesem Namen finden Sie im Telefonbuch Meditationszentren zum Erlernen dieser Technik) und das authentische Reiki, eine uralte Methode für Tiefenentspannung, Stressabbau, mehr Optimismus und gesunde Eigenliebe sowie ein starkes Selbstwertgefühl. Mit dieser einfach zu erlernenden Technik transformieren wir negative Gefühle und lernen, mehr in Kontakt zu unseren wirklichen Bedürfnissen zu kommen und zu bleiben. Schon vielen Menschen, die unter Gewichtsproblemen litten, konnte mit dieser uralten Methode zur Aktivierung der universalen Lebenskraft geholfen werden. Das authentische Reiki lehre ich seit vielen Jahren bundesweit und in Österreich.

Stevia-Süße enthält pro Portion von 100 mg weniger als eine halbe Kalorie. Außerdem dämpft Stevia Naschsucht und Appetit auf fettige Speisen. Damit macht es Stevia Übergewichtigen und Menschen mit Gewichtsproblemen leicht, abzunehmen und schlank zu bleiben.

Ich halte mit mühelos mein Idealgewicht von 55 Kilo bei 170 cm Körpergröße, indem ich viel Obst esse, fast ausschließlich Rohkost, mir jeden Tag mit dem authentischen Reiki die Zuwendung gebe, die ich brauche, regelmäßig „Die Fünf ‚Tibeter'" und Yoga praktiziere und täglich bei jedem Wetter mindestens eine halbe Stunde jogge. Die Zeiten der wechselnden Diäten mit Verzicht und Selbstkasteiung sind für mich lange vorbei, und ich wünsche mir, dass auch viele Leser mit meinen Tipps und Stevia dahin kommen, dass sich nicht ein großer Teil ihres Denkens ums Essen dreht, sondern Essen wieder zu dem wird, was es ursprünglich ist, nämlich die schönste Nebensache der Welt und ein Quell von Genuss, Freude und Gesundheit. Meine ganzheitlichen Gesundheitstipps finden Sie außer in meinen Büchern auch im Internet unter meinem Namen.

Was Olga Fabuljan in ihrem fabelhaften Buch „Was hält uns jung?" über die Wirkung von Stevia auf der seelischen Ebene[144] sagt, kann ich voll bestätigen: „Die positive Energie dieser Pflanze hat ein Regenbogen-Spektrum, sie ist Rettung im körperlichen, geistigen und seelischen Sinne – eben eine Pflanze des 21. Jahrhunderts … Sie gibt uns das klare Denken wieder, welches uns durch Zucker und andere giftige Lebensmittel verloren gegangen ist. Stevia reinigt unseren Körper und unsere Seele, sie unterstützt uns auf dem Weg der Heilung, sie bringt uns wieder näher zu unserer Natur … Es ist wie ein Aufwachen aus einem bösen Traum!"

Stevia, eine Hilfe bei Zahnproblemen

Stevia verhütet Karies

Stevia wird traditionell von den Indianern Südamerikas auch als Mittel gegen Zahnfleischbluten, Karies, Zahnbelag und Zahnfleischentzündungen eingesetzt. Die moderne Wissenschaft hat eine anti-bakterielle Wirkung von Stevia herausgefunden, was mit dem Chlorophyll-Gehalt und dem Gehalt an Vitamin C zusammenhängt. Chlorophyll hemmt das Wachstum unerwünschter Bakterien im Mundraum, und auch Vitamin C wirkt antibakteriell.

Stevia wirkt nachweislich hemmend auf die Entstehung von Zahnbelägen und hilft dadurch bei der Verhütung von Karies. Bei uns haben nur noch 10 Prozent der Zehnjährigen ein unversehrtes Gebiss ohne Plomben! Bis zum Alter von 40 Jahren ist Karies die Ursache für 60 Prozent der verlorenen Zähne, was zu einer enormen finanziellen Belastung der Krankenkassen geführt hat.

Die Forscher Berry und Henry von der Dental Science Research Group der Purdue University in Indiana fanden 1981 heraus, dass Steviosid im Gegensatz zu Glucose, Fructose und Sucrose ein schlechter Nährboden für Bakterien des Typs *Streptococcus mutans* darstellt und eine 0,5-prozentige Lösung von Steviosid das Wachstum von *Streptococcus mutans* und *Lactobacillus plantarum* wirksam behindert. Die Produktion der schädlichen Enzyme Dextransucrase und Invertase wird durch Steviosid um fast 20 Prozent reduziert, wohingegen Sorbitol und Xylitol die Wirkung dieser Enzyme nicht hemmen.[145]

Eine brasilianische Studie konnte zeigen, dass eine Wasserlösung mit Steviosid die Entstehung von Karies bei Ratten um 70 Prozent reduziert. Frühere Untersuchungen hatten ergeben, dass Steviosid die Vermehrungsrate von Bakterienkulturen im Mundbereich verlangsamt.

Stevia ist Bestandteil einiger brasilianischer Zahnpflegeprodukte, wobei davon ausgegangen wird, dass Stevia die Bildung von Zahnbelag und Zahnverfall verhindern kann.[146] Die Japaner verwenden Stevia aufgrund seiner antibakteriellen Wirkung in einer Reihe von Zahnpasten,

Mundwassern, Mitteln gegen Zahnfleischbluten, Mitteln gegen Halsschmerzen und zuckerfreien Wrigley's-Kaugummis. Ich gebe ein paar Tropfen Stevia-Extrakt ohne Alkohol in das Wasser der Munddusche. Durch den angenehmen Geschmack motiviert, nutzen auch meine Kinder jetzt die Munddusche nach dem Zähneputzen. Wenn ich einmal Halsschmerzen habe, gurgele ich mit Wasser, dem ich einen Spritzer Stevia-Extrakt auf Wasserbasis zugesetzt habe.

Österreichische Schüler in der Nähe von Salzburg haben im Mikrobiologielabor nachgewiesen, warum Stevia Karies hemmt. Das Bakterium Streptococcus mutans verursacht Karies. Das Ergebnis der Studie: In Zuckerlösungen, in denen sich Plaque gebildet hat, war der pH-Wert auf ca. 4 gesunken. Bei den Stevia-Lösungen blieb der pH-Wert über 5. „Die Stoffwechselprodukte, die vom Streptococcus M. während der Verdauung des Zuckers ausgeschieden werden, sind sauer und senken den pH-Wert im Proberöhrchen. Im Bereich vom pH-Wert 4 bis 5 bildet er dann den Biofilm, die Zellen verkleben miteinander und bleiben an Zähnen kleben." Stevia hemmt also die Plaquebildung. Plaque ist gefährlich, weil sie dem Bakterium ermöglicht, sich am Zahn anzulagern. Erst dann entstehen Löcher an den Zähnen.[147]

Zahnpasta: Mit Zucker gegen Karies?

Achten Sie einmal darauf: Zahnpasta, besonders die für Kinder, enthält oft Zucker, Fluor oder künstliche Süßstoffe wie Saccharin. Gerade für Kinder sind zucker- oder süßstoffhaltige Zahncremes schlecht, weil Kinder oft Zahnpasta schlucken. Aber selbst, wenn Zahnpasta nicht heruntergeschluckt wird, können Inhaltsstoffe über die Mundschleimhaut ins Blut gelangen. Wie effektiv diese Art der Aufnahme ist, zeigt sich daran, dass Ärzte empfehlen, zum Beispiel Vitamin-B12-Tabletten oder Spirulina-Tabletten unter die Zunge zu legen und zergehen zu lassen, weil dies wirksamer ist, als eine Substanz zu schlucken.

Zuckerhaltige Zahncremes sind zu vermeiden, weil Zucker den pH-Wert im Mund ins Saure verschiebt und zu unerwünschtem Bakterienwachstum mit Plaque- und Kariesbildung im Mundraum und zu Zahnverfall führt. Durch den Verzehr von zu viel Zucker wird der Flüssigkeitsfluss zwischen den Zähnen vermindert, und Zähne und Zahnfleisch werden anfälliger gegenüber Infektionen. Bakterien im Mund nutzen Zucker, um sich davon zu ernähren, und ihre sauren Stoffwechselprodukte greifen den Zahn an und schaffen ein saures Milieu im Rachenraum. Das Fatale: Durch einen zu sauren pH-Wert im Mund verändert sich unser Geschmacksempfinden, und wir empfinden Süßes und Ungesundes als geschmacklich attraktiver als gesunde, vitalstoffreiche Lebensmittel. Ein Teufelskreis beginnt. Zucker soll außerdem die Blutversorgung des Zahninneren verschlechtern. Achten Sie einmal auf das Kleingedruckte auf Ihrer Zahnpasta und in Ihrem Mundwasser! Zucker- und süßstofffreie Zahncremes gibt es fast ausschließlich in Naturkostläden.

Hier ein Rezept für eine gesunde Stevia-Zahncreme aus dem Buch von David Richard: Man braucht 15 g Mandelkleie, 30 g aluminiumfreies Backnatron oder Weinsteinpulver (Reformhaus), 15 g Propolispulver, 15 g grünes Stevia-Pulver und pflanzliches Glyzerin. Man verarbeitet alle Zutaten zu einer Paste und aromatisiert mit Pfefferminzöl. Wenn man das Glyzerin weglässt, kann man alles in einer kleinen Flasche durch Schütteln mischen und als natürliches Zahnpulver benutzen. Stevia hilft aufgrund seiner anti-bakteriellen Wirkung bei Zahnfleischbluten und Halsschmerzen.

Mittlerweile gibt es auch Zahncremes auf Stevia-Basis im Handel. Geschmacklich sehr befriedigend finde ich die mild schäumende „biodent vita“ der Firma „Terra Natura“, erhältlich über die Firma MedHerbs.

Es bleibt zu hoffen, dass mit Stevia angereicherte Zahncremes und Mundwasser, wie in Japan oder Brasilien, auch bei uns bald überall erhältlich sein werden. Von einer Münchner Firma gibt es immerhin schon ein Mundwasser auf Stevia-Basis mit Aloe Vera (Apotheke oder Versand). Zahncreme und Mundwasser auf Steviabasis sind ein aktiver Beitrag zur Senkung der Kosten für des Gesundheitswesens: Ursächliche Prophylaxe statt Therapie. Jeder Euro, der für Gesundheitsprophylaxe ausgegeben wird, spart sieben Euro an Therapiekosten. Es wird Zeit, dass wir uns von der weit verbreiteten Konsumhaltung, wonach wir ja Krankenkassenbeiträge bezahlen und damit genug Gesundheits-Vorsorge betreiben, verabschieden und die Verantwortung für unsere Gesundheit und unser Wohlergehen endlich aktiv in die eigenen Hände nehmen. „Gesundheit gibt es nicht im Handel, sie wird erkämpft durch Lebenswandel.“ (Henry Ford)

Stevia als Kosmetikum und bei Hautproblemen

Schöne Haut mit Stevia

Schon seit alters her wird Stevia von den Indianern Südamerikas als Kosmetikum und für verschiedene Hautprobleme verwendet. Diese Anwendungsmöglichkeiten werden jetzt wiederentdeckt, und es gibt in den USA, in Japan und neuerdings auch bei uns, schon Kosmetik- und Hautpflegeprodukte auf Stevia-Basis. Wer möchte, kann sich Stevia-Hautpflegeprodukte auch leicht selbst herstellen.

Ganze Blätter sowie Pulver oder Extrakte haben sich bewährt, um die Haut weicher und straffer zu machen, ihren Tonus zu verbessern und sogar Falten und Runzeln zu glätten. Die positiven Auswirkungen auf die Haut durch reines Steviosid und dem Konzentrat auf Alkohol-Basis sind längst nicht so beeindruckend, als wenn man die getrockneten Blätter oder das Konzentrat auf Wasserbasis verwendet. In den USA und in Japan gibt es Stevia-Kosmetik oft auf Heilerde-Basis, als Maske oder Cremes.

Man kann sich eine solche Maske auch selbst machen, indem man Stevia-Extrakt ohne Alkohol oder Stevia-Pulver mit Heilerde mischt und mit etwas Wasser zu einer streichfähigen Paste verarbeitet. Diese Maske lässt man für etwa zwanzig Minuten einziehen und wäscht sie mit lauwarmem Wasser ab. Je dicker die Maske, desto höher ist die Saugkraft der Heilerde, mit der Bakterien und Toxine, die die Haut ausscheidet, gebunden werden. Man wäscht die Maske ab, wenn die Heilerde trocken geworden ist. Diese Maske ist auch eine große Hilfe bei Akne.

In seine Cremes kann man einen Spritzer Stevia-Extrakt unterrühren. Masken und Cremes kann man in einem Glasgefäß für etwa eine Woche im Kühlschrank aufbewahren.

Ich habe einige Rezepte für Hautmasken entwickelt, Ihrer Phantasie sind aber keine Grenzen gesetzt, eigene Rezepturen zu entwickeln:

Haut-Maske für trockene Haut:

Man vermengt Quark, Olivenöl, Eigelb (Bio-Eier) und ein paar Tropfen Stevia-Extrakt oder grünes Stevia-Pulver miteinander.

Haut-Maske für fettige Haut:

Magerquark mit frisch gepresstem Gurkensaft und ein paar Tropfen Stevia-Extrakt oder grünem Pulver miteinander vermischen.

Gesichtsmaske für unreine Haut:

Quark mit möglichst frisch gepresstem Ananassaft oder Papayasaft mischen und einige Tropfen Stevia-Extrakt und grüne Heilerde (Apotheke) untermischen.

Gesichtsmaske gegen Falten:

Sahnequark mit möglichst frisch gepresstem Ananas-, Mango- oder Papayasaft mischen sowie einige Tropfen Stevia-Extrakt auf Wasserbasis oder grünes Pulver untermischen. Man kann auch das Fruchtfleisch einer Durianfrucht (Asien-Läden) mit der Gabel zerdrücken, Stevia-Pulver untermischen und auftragen. Stevia strafft die Haut, macht sie weich und polstert Falten aus. Bei Falten empfiehlt sich auch die regelmäßige Anwendung des Stevia-Extraktes auf Wasserbasis als Gesichtswasser und Lotion.

Wer ein Gesichtswasser auf Stevia-Basis zur Erfrischung und Straffung der Haut haben möchte, kann Flüssigextrakt auf einen Wattebausch geben und damit das Gesicht abtupfen. Die Haut wird von wiederholter Anwendung weicher. Wer zu trockener Haut neigt, sollte dafür unbedingt einen Stevia-Extrakt auf Wasserbasis verwenden, wer zu fettiger Haut oder Akne neigt, kann dafür den Extrakt auf Alkoholbasis nehmen.

Wer müde Augen oder Augenfältchen hat, kann Stevia-Teebeutel anfeuchten, auf die Augen legen und etwa 10 bis 20 Minuten einwirken lassen. Man kann mit den feuchten Stevia-Teebeuteln auch seine Gesichtshaut betupfen oder sie als Maske einwirken lassen. Wer keine Stevia-Beutel bekommt, kann getrocknete Stevia-Blätter in eine Mullbinde wickeln, das Säckchen mit einem Gummiband verschließen und unter fließendem Wasser anfeuchten und ausdrücken – oder angefeuchtete Stevia-Blätter auf die Augen legen.

Auch trockene Haut, raue Haut, Sonnenflecken, Sommersprossen, Altersflecken und andere Makel verschwinden mit der Zeit, wenn man sie öfters mit Stevia – Flüssigextrakt oder angerührtes Pulver – betupft.

Weitere Anregungen für Naturrezepte mit tropischen Früchten, bei denen Sie Stevia zugeben können, finden Sie in meinem Ananas- und Papayabuch. Sehr erfrischend und hautpflegend ist zum Beispiel ein Vollbad mit Papaya- oder Ananasöl, zusammen mit einem Liter Stevia-Tee.

Auch für die Haare hat sich Stevia bewährt: Es macht die Haare glänzend und vital (siehe „Haare“ mit einem Rezept für eine Haarkur, Seite 160).

Hauterkrankungen

Stevia wird von den Indianern Südamerikas nicht nur traditionell als Wundheilmittel eingesetzt, sondern hat sich seit alters her auch bei wunden Lippen, Herpes Simplex, Ekzemen, Schuppenflechte und Dermatitis (Hautentzündung) bewährt. Man betupft die betroffenen Stellen mit Stevia-Extrakt ohne Alkohol und lässt ihn einziehen. Bei einer blutenden Wunde kann Stevia die Blutung stoppen, wenn das getrocknete Blatt auf die Wunde gelegt wird. Stevia hat nachweislich eine antibakterielle und pilztötende Wirkung, die Heilungsprozesse unterstützt und beschleunigt.

Eine Kieler Firma bietet verschiedene Hautpflegeprodukte, meist mit Papaya an, die bei Falten, Sonnenbrand, trockener Haut, Ekzemen, Insektenstichen, Schuppenflechte, Akne und Mitessern helfen. Aus rechtlichen Gründen ist die Werbung für diese Produkte sehr zurückhaltend, man muss sozusagen zwischen den Zeilen lesen.

Freunde von mir mit den genannten Hautproblemen und auch ich selbst haben mit diesen Hautpflegemitteln sehr gute Erfahrungen gemacht. Wer möchte, kann sich auch Hautpflegemittel selbst herstellen. Bei ernsthaften gesundheitlichen Problemen sollte man selbstverständlich immer einen Hautarzt konsultieren.

Erfahrungsberichte von Anwendern

> *„Wir müssen von der Natur lernen und die überlieferte Verwendung von Kräutern wie Stevia achten. Denn durch die Wurzeln, Zweiglein und Blätter aus der Natur nimmt unsere Gesundheit auf individueller wie auf kultureller Ebene zu."*
>
> (DAVID RICHARD IN „STEVIA REBAUDIANA, DAS SÜSSE GEHEIMNIS DER NATUR")

Als ich vor einigen Jahren Proben von Stevia als getrocknete Blätter und weißes Pulver sowie Flüssig-Extrakt bekam, bat ich Freunde und Seminarteilnehmer, damit zu experimentieren und mir ihre Erfahrungen zu schildern. Auf diese Art und Weise sind zahlreiche Rezepte mit Stevia, von denen Sie im Rezeptteil dieses Buches profitieren können, und auch Erfahrungsberichte zustande gekommen, die Sie, ob gesund oder krank, ermutigen können, die gesundheitlichen Vorzüge dieser Pflanze zu nutzen.

Anna S., 56 Jahre: „Ich bin Diabetikerin. Seitdem ich Stevia verwende, hat sich mein Blutzuckerspiegel soweit normalisiert, dass ich nur noch wenig Insulin benötige. Mein Arzt ist sprachlos. Außerdem fühle ich mich sehr gut und kann mich besser konzentrieren. Ich trinke vor dem Essen einen Becher Stevia-Tee. Wenn ich unterwegs bin, lasse ich 5 bis 10 Tropfen Stevia-Flüssigextrakt ohne Alkohol auf meiner Zunge zergehen. Dadurch, dass mein Blutzuckerspiegel sich harmonisiert hat, leide ich nicht mehr unter Stimmungsschwankungen."

Thomas K., 47 Jahre: „Stevia ist für mich ein tolles Heilmittel. Neulich habe ich mir in den Finger geschnitten und mir dadurch eine tiefe Schnittwunde zugefügt. Nachdem ich auch mit dem authentischen Reiki die Blutung nicht völlig stillen konnte, habe ich einen Stevia-Teebeutel unters Wasser gehalten, ihn ausgedrückt, geöffnet und den Inhalt auf die Wunde gelegt. Die Blutung hörte sofort auf und die Wunde verheilte überraschend schnell."

Elisabeth S., 76 Jahre: „Ich benutze Stevia zum Kochen und Backen, und ich finde, dass Stevia Brot und Kuchen lockerer macht. Stevia ist ein guter Ersatz für Zucker und Süßstoff. Mein starkes Verlangen nach

Schokolade und Süßem ist völlig verschwunden, seitdem ich täglich zwei bis vier Tassen Stevia-Tee trinke. In der Handtasche habe ich immer ein kleines Fläschchen mit Stevia-Flüssig-Extrakt dabei. Wenn ich unterwegs bin und im Café Kaffee, Cappuccino oder Tee trinke, gebe ich ein paar Tropfen davon ins Getränk, und ich weiß, dass ich keine leeren Kalorien, wie bei Zucker, zu mir nehme. Stevia hilft mir, mein Gewicht zu halten."

Klaus T., 62 Jahre: „Ich leide unter Diabetes. Das heißt, mit Stevia ist alles viel besser geworden. Seit ich mit Stevia süße und Stevia-Tee trinke, ist mein Blutzuckerspiegel beträchtlich gesunken, und ich fühle mich dadurch großartig. Früher hatte ich oft aus geringstem Anlass blaue Flecken und Blutergüsse. Alle diese Stellen sind jetzt abgeheilt, und ich bekomme auch nicht mehr so leicht neue Quetschungen. Probieren Sie doch Stevia einmal aus, es hilft wirklich!"

Renate R. aus der Steiermark, die bei mir einen Reikikurs absolviert hat, schreibt: „Mein Lebensgefährte hatte einen Zuckerwert von 190 mg/dl. Nach etwa 3 Monaten, in denen er nur Stevia Fluid verwendete, hatte er 140 mg/dl und nach etwa einem halben Jahr war er wieder im normalen Bereich. Er hat natürlich auf Süßigkeiten wie Schokolade, Kuchen usw. verzichtet, es sei denn, der Kuchen war mit Stevia gesüßt."

Joanna P., 32 Jahre: „Ich stehe sehr auf Süßigkeiten und habe früher oft eine ganze Tafel Schokolade auf einmal aufgegessen. Diese Naschsucht ist vorbei, seitdem ich Stevia nehme! Außerdem hilft Stevia bei Hautreizungen. Wenn meine Augen müde sind, oder die Haut um die Augen rot ist und spannt, benutze ich eine Gesichtsmaske, die ich selbst aus zermahlenen Stevia-Blättern, medizinischer Heilerde und Wasser anrühre. Neuerdings verwende ich auch fertige Stevia-Kosmetika, mit dem gleichen Erfolg. Oft nach nur einmaliger Anwendung verschwindet die schmerzhafte Rötung.

Ich experimentiere auch mit flüssigem Stevia-Konzentrat auf Wasserbasis. Seitdem ich meine Gesichtshaut damit behandele, ist meine Haut viel weicher geworden, und sogar Falten werden flacher und verschwinden."

Wenn sie positive Erfahrungen mit Stevia machen, lassen Sie es mich bitte zum Wohle anderer wissen! Ihre Berichte kann ich, auf Wunsch anonym, für Artikel, Internet oder einen Folgeband verwenden. Meine Adresse finden Sie im Anhang. Herzlichen Dank im Voraus.

5. Rezepte mit Stevia

Die bewusste Rezeptauswahl

Einige Rohköstler, die mich durch meine Beiträge in der Vegetarier-Zeitschrift „Natürlich leben“ kennen, werden sich vielleicht wundern, dass ich nicht nur Rohkostrezepte im Rezeptteil aufführe. Anderen, die sich strikt nach der Hayschen Trennkost ernähren, wird vielleicht auffallen, dass in einigen Rezepten Kohlenhydrate und Eiweiß zusammen auftauchen. Dieses Buch habe ich für alle Menschen geschrieben, die sich auf dem Weg zu immer besserer und strahlenderer Gesundheit befinden. Und für viele ist es schon ein großer Schritt und Erfolg, bei ihren Lieblingsgerichten Süßstoffe oder Zucker mit Stevia auszutauschen. Auch für diese Menschen ist dieses Buch geschrieben. Aber natürlich: Je mehr man sich vollwertig, vitalstoffreich ernährt, je größer der Anteil der Rohkost vielleicht sogar aus Bio-Anbau wird, desto weniger Heißhunger hat man allgemein nach Süßem.

Wenn wir uns sportlich betätigen und jeden Tag draußen sind, kann unser Körper genug Serotonin bilden und damit leichter auf Süßes verzichten. Durch Ausdauertraining oder eine Entspannungsmethode, wie das authentische Reiki, kommen wir mit Stresssituationen besser klar und lernen, Wut und Frust nicht herunterzuschlucken, sondern unsere Bedürfnisse immer mehr zu erkennen und sie auch zum Ausdruck zu bringen. Je mehr wir auch unsere emotionale Ebene nähren – durch befriedigende Gespräche, Zärtlichkeit, gemeinsames Singen, Lachen oder Massagen –, desto weniger sind wir auf Süßes im Essen angewiesen, weil wir dann das Leben als ausreichend „süß“ empfinden und immer weniger Ersatzbefriedigungen und Gaumenkitzel brauchen.

Jeder kann eigene Rezepte mit Stevia entwickeln. Über die Zusendung von besonders gelungenen Kreationen, die dann vielleicht in einem Folgeband veröffentlicht werden, würde ich mich freuen.

Hinweis für Allergiker: Wer eine Milcheiweißallergie hat, kann Milch durch Soja-, Mandel- oder Reismilch ersetzen. Wer außerdem eine Soja-Allergie hat, sollte auf Mandel- oder Reismilch zurückgreifen und muss auf die Rezepte mit Quark oder Tofu (Sojaquark) verzichten. Milchallergiker vertragen meist Sahne gut und können Milch durch Sahne ersetzen, die mit Wasser verdünnt wurde. Wer genmanipuliertem Soja aus dem Weg gehen möchte, sollte Sojaprodukte sicherheitshalber nur im Naturkostladen kaufen. Die Abbildung (oben) zeigt einige der vielen Gerichte und Getränke, mit Stevia gesüßt werden können.

Messtabelle

Da die Süßkraft von Stevia-Pulvern und -Extrakten unterschiedlich ist, sind die Mengenangaben nicht verbindlich. Man nimmt am besten erst einmal etwas weniger und süßt dann nach. Wenn man zu viel Stevia genommen hat, kann man höchstens mit Unmengen von Zitronensaft die überflüssige Süße neutralisieren. Besser geht es andersherum!

Mengenmäßig braucht man viel weniger Stevia als Zucker. Ich kann nur Richtwerte angeben, da alle Steviol Glycoside sich in ihrem Süßungsverhalten und ihrem Süßungsfaktor unterscheiden. Außerdem ist die Süßkraft der Steviol Glycoside abhängig von ihrer Konzentration, von der Temperatur und vom pH-Wert des Lebensmittels, mit dem sie verarbeitet werden. Steviol Glycoside wie Steviosid süßen nicht linear wie Zucker. Das heißt: Je mehr Steviol Glycosid ab einer bestimmten Menge zugegeben wird, um so viel süßer wird die Speise eben *nicht.* Es sind in den letzten Jahren Produkte entwickelt worden, die sich einfach handhaben lassen, wie Stevia-Fluid und Stevia-Tabletten (Tabs). Es gibt auch Produkte, die mit einem Träger angereichert sind, und daher einfach zu dosieren sind, wie GrooVia®. Steviol Glycoside sind bis ca. 200 Grad hitzestabil!

Um zu süßen, empfehle ich als *Richtwerte:*
1 TL **Steviosid-Pulver weiß** statt 200 g weißen bzw. 180 g braunen Zucker 3 – 4 Teelöffel **grünes Stevia-Pulver** statt ca. 200 g weißen bzw. 180 g braunen Zucker 3 Tropfen **flüssiger klarer Stevia-Sirup** entspricht der Süßkraft von ca. 2 Stück Würfelzucker, 1 Tropfen ca. 1 g Zucker 1 TL **flüssiger dunkler Stevia-Sirup** entspricht ca. 2 g Zucker. Um etwa 1 Kilo Teig, Cremes usw. zu süßen, benötigt man ca. 2 gestrichene TL weißes Steviosid-Pulver. Um eine Tasse Tee oder Kaffee zu süßen, braucht man 1 – 2 Stevia-Tabs oder 2 – 4 Tropfen Stevia-Sirup, je nach Geschmack. ¼ l Zucker (1 Becher oder 2 Tassen) entspricht etwa: ¼ – 1/3 TL Stevia-Pulver weiß 1 TL Stevia-Pulver grün 2 TL zerkleinerter Stevia-Blätter 1 TL Stevia-Flüssigextrakt (Sirup) Extrakt auf Alkoholbasis ist süßer als auf Wasserbasis. Getrocknete Stevia-Blätter sind jahrelang haltbar.

Stevia-Flüssigextrakt selbst hergestellt

Wer Probleme hat, Stevia-Flüssigextrakt zu bekommen: Jeder kann sich ihn sich leicht selbst herstellen. Dazu kann man weißes Pulver in eine Flasche mit Pipette (Apotheke) und grünes Pulver in eine kleine Glasflasche füllen und mit $^2/_3$ heißem, möglichst gereinigtem Wasser (Wasserreinigungs- und Vitalisierungssysteme siehe Kapitel „Bezugsquellen) auffüllen und schütteln. Man kann auch einen halben Liter Wasser zum Kochen bringen, auf mittlere Stufe stellen, eine Tasse klein geschnittene oder pulverisierte Stevia-Blätter zufügen und mit geschlossenem Deckel drei Minuten kochen lassen. Dann von der Platte nehmen und ziehen lassen, bis sich die Flüssigkeit abgekühlt hat. Durch ein Käsetuch oder Teesieb abseihen und im Kühlschrank aufbewahren. Das Konzentrat wird dunkelgrün sein. Fünf Tropfen entsprechen etwa der Süßkraft von zwei Teelöffel Zucker, zwanzig Tropfen einer Tasse Zucker, und ein Teelöffel einem Becher Zucker.

Man kann auch einen Kaltauszug herstellen. Dafür lässt man 1 Tasse pulverisierte Blätter in 0,5 Liter möglichst reinem Wasser für 12 Stunden ziehen und seiht ab. Wenn man ein stärkeres Konzentrat haben möchte, lässt man die Flüssigkeit, die durch eine der beiden Methoden entstanden ist, bei offenem Deckel bei kleiner Flamme zur Hälfte einkochen. Im Kühlschrank aufbewahren.

Das Stevia-Konzentrat eignet sich zum Süßen von Tee, Kaffee, Getränken, Drinks, Desserts, Pudding, Eiskrem und vielem mehr.

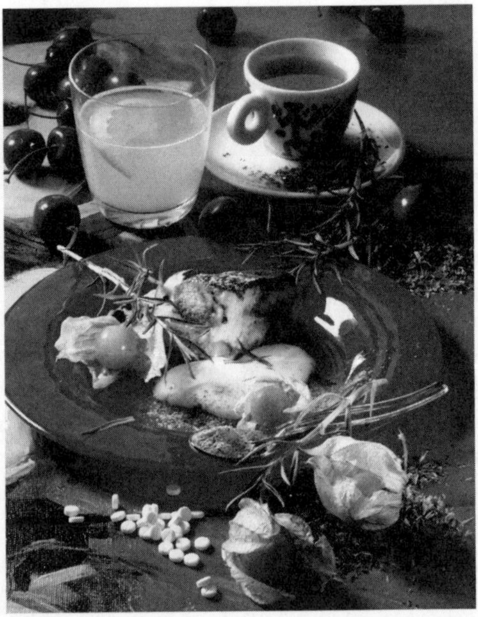

Wenn man Stoffbeutel benutzt, kann man Tee aus Stevia-Blättern bequem mehrmals verwenden, ähnlich wie grünen Tee. Zum Teekochen verwende ich immer gereinigtes, vitalisiertes Wasser. Unser Trinkwasser ist heute leider belastet und energetisch „tot", ich habe darüber schon mehrere Artikel geschrieben. Tee aus Stevia-Blättern schmeckt angenehm süßlich und aromatisch. Bittere Tees wie Mate-Tee und Lapacho-Tee sowie grüner Tee schmecken viel besser und sind noch gesünder mit Stevia. Entweder lässt man einige Stevia-Blätter mit ziehen, oder man gibt Stevia-Pulver oder Stevia-Flüssigkeit in den Kräutertee. Einige Firmen bieten Stevia-Teebeutel an, die man nach Gebrauch abgekühlt als Augenpad bei müden Augen oder gegen Augenfältchen nutzen kann: Einfach 10 Minuten auf die geschlossenen Augen legen. Man übergießt einen Teebeutel mit heißem Wasser und lässt 3 bis 5 Minuten ziehen. Es gibt auch schon Teemischungen mit Stevia, zum Beispiel Lapacho-Tee oder Pu-Erh-Tee (siehe Kapitel über Stevia-Produkte in diesem Buch). Ein „Indio Lover Wohlfühltee" mit Stevia soll eine Wirkung als Aphrodisiakum auf Mann und Frau ausüben.

Ich habe immer eine kleine Pipettenflasche mit Stevia-Extrakt dabei. Wenn ich unterwegs einen Tee trinke, habe ich mein gesundes Süßmittel dabei und gebe einen Spritzer davon hinein. Freunde von mir tun das gleiche mit Kaffee oder Cappuccino.

Mate-Tee mit Stevia

Seit Jahrhunderten trinken die Indianer und Gauchos Südamerikas den belebenden Mate-Tee mit Stevia. Dieser Tee schmeckt gut, belebt und hilft beim Gewichtabnehmen, weil er den Stoffwechsel anregt. Traditionell geben die Indianer und Gauchos eine Schale mit Stevia-gesüßtem Mate-Tee in der Familienrunde oder unter Freunden herum, und jeder nippt davon. Wenn die Schale alle ist, wird mit heißem Wasser aufgegossen und das Getränk in geselliger Runde weitergereicht. Dabei wird gelacht und geredet. Dieses Ritual ist sicherlich gesünder als das Rauchen einer Friedenspfeife und schafft wie dieses Harmonie und Einklang. Zur Nachahmung auch bei uns empfohlen!

Papayablätter-Tee mit Stevia

Tee aus Papayablättern wird von den Ureinwohnern Australiens, den Aborigines, als Krebsheilmittel verwendet. Näheres dazu habe ich in meinem Buch „Papaya – Heilen mit der Wunderfrucht" beschrieben.

Für diesen Tee nimmt man so viele Papayablätter, wie man zwischen Zeigefinger, Daumen und Mittelfinger greifen kann, und gibt sie mit der gleichen Menge Stevia-Blättern in eine Teekanne. 1 Liter kochendes Wasser dazu, 5 Minuten ziehen lassen und abseihen.

Ein köstlicher und heilkräftiger Tee ist fertig, der alle Sinne belebt und sogar stimmungsaufhellend wirkt. Man bekommt Papayablätter im Versand.

Yogi-Tee mit Stevia

Wir kochen 1 flachen EL Yogi-Tee (Reformhaus oder Naturkostladen) zwanzig Minuten in 1 Liter Wasser und filtern ihn ab. Wer Yogi-Tee-Beutel benutzt, sollte den Tee, wie angegeben, sieben Minuten ziehen lassen.

Wir süßen mit einigen Spritzern Stevia oder einem Teelöffel grünem Pulver und verfeinern mit flüssiger Sahne, möglichst Demeterqualität. Ein himmlischer Genuss besonders für Winterabende!

Schoko-Yogi-Tee mit Stevia

Meinen Kindern ist der Tee so nicht süß genug, und ich süße mit Stevia als Flüssigextrakt oder Pulver nach und gebe etwas Sahne hinzu.

Erdbeer-Ananassaft

Wir brauchen ¾ Liter frisch gepressten Ananassaft, 1 Banane, 1 Prise Vanillepulver und ¼ TL Stevia-Extrakt.

Alles in einen Mixer geben und verflüssigen.

Orangentraum

Wir brauchen 2 gefrorene Bananen, den frisch gepressten Saft von 2 Orangen, ¼ TL Stevia-Extrakt und 2 bis 3 zerkleinerte Eiswürfel, auf Wunsch 1 Sahnejoghurt oder 1 Esslöffel voll weißes Mandelmus (Reformhaus).

Alle Zutaten werden in einem Mixer cremig verflüssigt. Um Eiswürfel zu zerkleinern, gibt man Eiswürfel in eine Plastiktüte und klopft mit einem Hammer darauf oder zerschlägt die Eiswürfel in einem Mixer.

Zitronen-Limonade

Wir entsaften 3 Zitronen, füllen mit Mineralwasser zu 1 Liter auf und süßen mit ½ TL Stevia-Extrakt. Mit 1 Zitronenscheibe am Glasrand garnieren.

Im Kühlschrank kann man diese gesunde Limonade einige Tage aufbewahren.

Mandel-Traum

Wir brauchen 3 EL weißes Mandelmus (Reformhaus), 2 Bananen, 8 gefrorene oder frische Erdbeeren, 1 Prise Vanille-Pulver und 1 Messerspitze Stevia-Extrakt.

Das Obst klein schneiden und mit dem Rest der Zutaten im Mixer verflüssigen.

Tropen-Wunder

Hierfür brauchen wir ½ Liter ungezuckerten Ananassaft, am besten frisch gepresst, 250 g klein geschnittene Erdbeeren, 1 zerkleinerte Banane, 1 zerkleinerte Mango ohne Stein, 1 in Stücke geschnittene Papaya, 1 Messerspitze Stevia-Pulver oder ein paar Spritzer Stevia-Extrakt, ¼ Liter Reis- oder Sojamilch.

Alles im Mixer zu einem dickflüssigen Smoothie verarbeiten. Mit Zitronenmelisse oder Pfefferminzblättern garnieren.

Kinder-Bowle (auch für Erwachsene!)

Wir brauchen für diese selbstverständlich alkoholfreie Bowle 5 Kiwis, 2 EL Waldmeistersirup, 1 Flasche Mineralwasser, ein paar Spritzer flüssigen Stevia-Extrakt ohne Alkohol und den Saft 1 Zitrone.

Kiwis schälen, kleinschneiden und ins Bowlengefäß geben. Waldmeistersirup und Mineralwasser zugeben und mit Zitronensaft und Stevia abschmecken. Gläser mit Kiwi-Scheiben garnieren.

Bananen-Erdbeer-Bowle

Für diese Bowle brauchen wir 300 g Erdbeeren, 4 Bananen, 0,7 Liter Weißwein (möglichst aus Bio-Anbau), 0,7 Liter halbtrockenen Sekt oder Champagner (möglichst aus Bio-Anbau), flüssigen Stevia-Extrakt zum Süßen.

Erdbeeren waschen und den Stiel entfernen. Bananen schälen und in Scheiben schneiden. Wein und Sekt gut kühlen, in ein Bowlen-Gefäß geben, die Früchte dazu, und mit Stevia abschmecken.

Tofu-Creme

Wir brauchen ein Stück Tofu (Naturkostladen), 2 TL kalt gepresstes Distel- oder Sonnenblumenöl, ¼ TL Stevia-Extrakt, 1 TL Imker-Honig, 1 TL Zitronenschale (Bio-Zitrone), 1 Prise Salz und einige Erdbeeren.

Alle Zutaten in den Mixer füllen und zu einer Creme verarbeiten.

Zitronencreme

Wir brauchen 1 Tasse Pinienkerne, 1 Tasse Reismilch, 2 TL Zitronensaft, Zitronenschale von ½ Bio-Zitrone, ¼ TL Stevia-Extrakt, 1 TL Honig, 4 TL weißes Mandelmus (Reformhaus).

Pinienkerne, Mandelmus und Reismilch im Mixer verflüssigen und Zitronensaft, Schale, Stevia und Honig dazugeben.

Vanillecreme aus Tofu

Wir brauchen 500 g Tofu, 1 TL Vanille-Pulver (Reformhaus), 30 ml Soja- oder Reismilch und Stevia-Extrakt oder -Pulver nach Geschmack.

Man gibt Tofu, Vanille und Stevia in den Mixer, püriert alles und gibt Sojamilch hinzu, mixt und stellt die Creme kalt. Herrlich zu Obstsalat oder Milchreis.

Früchtesoße zu Obstsalat oder zu Süßspeisen

Wir brauchen 1 TL Orangensaft, 1 Banane in Scheiben, 1 geschälten und gewürfelten Apfel, 1 Prise Vanillepulver und etwas flüssigen Stevia-Extrakt.

Alle Zutaten im Mixer pürieren und mit Stevia abschmecken.

Rohkostsalat-Soße

Wir brauchen 1 großen Apfel, ein etwa 10 Zentimeter langes Stück weißen Meerrettich, 1 Esslöffel Zitronensaft, 1 Becher Sahne (möglichst Demeter-Qualität), Tamarisoße (Sojasoße, Naturkostladen) und 1 Spritzer Stevia-Extrakt.

Alle Zutaten im Mixer verflüssigen. Auf Wunsch mit Dill oder Petersilie, klein geschnitten, zubereiten.

Tamari-Soße

Wir brauchen für diese einfache, aber leckere Soße Tamarisoße, Zitronensaft und Olivenöl zu etwa gleichen Teilen. Mit einem Spritzer Stevia-Extrakt gut vermengen. Passt gut zu Salaten.

Schokoladensoße ohne Zucker

Wir kochen eine Handvoll getrocknete und zerkleinerte Stevia-Blätter in 150 ml Wasser und seihen die Blätter ab. 100 g Kakaopulver ins Wasser geben und 1 TL Vanillepulver hinzufügen. Diese Soße passt warm gut zu Pfannkuchen, Birnen-Kompott oder Vanille-Eis.

Süß-saurer Essig

Auch dieses Rezept stammt aus der erwähnten Steppa-Broschüre.

Wir mischen 15 bis 20 frische Stevia-Blätter oder eine Handvoll getrockneter Blätter mit 1 Liter Wein- oder Apfelessig.

Nach ein oder zwei Wochen hat sich die Stevia-Süße mit der Essigsäure vermischt. Sehr lecker als Salatsoße mit Sonnenblumenöl und Tamari (Soja-Sauce) gemischt.

Power-Frühstück

Wir brauchen hierfür 1/2 Glas frisch gepressten Orangensaft, 2 EL Sonnenblumenöl, 1 TL Haselnuss- oder weißes Mandelmus, 2 EL Quark, 1 Banane, 2 Äpfel und etwas flüssigen Stevia-Extrakt auf Wasserbasis.

Alles im Mixer zu einer cremigen Masse verrühren und mit Rosinen, Apfelscheiben oder Bananenscheiben garnieren.

Süßes Porridge

Für dieses leckere Porridge nehmen wir 600 ml Wasser, 120 g Haferflocken, 1 Prise Salz, etwas Butter, 1 Tasse über Nacht eingeweichte Trockenpflaumen ohne Schwefel und etwas flüssigen Stevia-Extrakt ohne Alkohol.

Wasser, Salz, Butter und Haferflocken unter Umrühren zu einer Grütze kochen, mit Stevia süßen und dazu die Trockenpflaumen mit Einweichwasser reichen. Es passen auch eingeweichte Aprikosen oder Feigen dazu. Mein Opa ist mit seinem allmorgendlichen Porridge 105 Jahre alt geworden, und er ist immer noch fit und rüstig!

Mandel-Milchreis

Hierfür brauchen wir 300 ml Milch, 200 ml Sahne, 125 g Vollkorn-Rundkornreis, 50 g gemahlene Mandeln oder 1 EL weißes Mandelmus (Reformhaus), und ein paar Spritzer flüssigen Stevia-Extrakt ohne Alkohol oder eine Messerspitze weißes Stevia-Pulver.

Milch und Sahne mit Stevia-Süße aufkochen und darin Reis und gemahlene Mandeln bzw. Mandelmus eine halbe Stunde bei kleiner Hitze ausquellen lassen. Dabei ständig umrühren. Mit Mandelsplittern oder ganzen Mandeln garnieren und warm oder kalt servieren.

Rohe Kürbis- oder Tomatensuppe

Wir brauchen 10 enthäutete – möglichst kanarische – Tomaten oder ca. 700 g klein geschnittener Kürbis, ½ Tasse frischen Dill, Oregano oder Basilikum (gehackt), 1/4 TL Stevia-Extrakt (weiß) oder 2 TL grünes Stevia-Pulver, 1 EL kalt gepresstes Olivenöl, 1 TL Tamari (Sojasauce, Naturkostladen oder Reformhaus), ½ TL gemahlener Pfeffer oder Papayapfeffer aus Papayakernen, 1 EL Hefe- oder Weizenflocken.

Alle Zutaten im Mixer pürieren und mit einem Sträußchen frischen Kräutern garnieren. Wer die Suppe warm mag, kann sie im Wasserbad, am besten nur auf Körpertemperatur, erwärmen, dann bleiben alle Vitalstoffe erhalten.

Gurkensalat

Wir schneiden 2 Salatgurken in Scheiben und 1 kleine Zwiebel in feine Stücke. Dann vermengen wir für die Marinade Papayapfeffer aus Papayakernen oder Pfeffer, Salz, 1 Messerspitze Stevia-Pulver oder ein paar Spritzer Flüssig-Extrakt, 3 TL Balsamico-Essig, Dill, klein geschnitten, Basilikum, klein geschnitten (möglichst frisch) mit 3 EL Olivenöl.

Dazu schonend gegarte Hirse, Vollkornreis oder Buchweizen reichen.

Sommer-Salat mit frischen Stevia-Blättern

Wir schneiden Kopfsalat, Frühlingszwiebeln und frische Stevia-Blätter (etwa 10 Stück) und beträufeln diese mit einem Schuss süßsaurem Essig (siehe Rezept unter „Soßen").

Auf Wunsch Wildkräuter kleinschneiden und dazugeben und mit Radieschen und Gänseblümchen garnieren.

Süßkartoffeln-Kasserole

Für dieses Rezept brauchen wir 3 große rote Süßkartoffeln oder Topinambur-Knollen, unsere gesunde heimische Süßkartoffel. Diese werden gekocht und zerdrückt. Mit 1 Esslöffel zerlassener Butter, ½ TL Stevia-Pulver oder einigen Spritzern Flüssig-Extrakt,

2 geschlagenen Bio-Eiern, 1 TL Vanille-Pulver, 1 Prise Salz und 1 Tasse angewärmter Soja- oder Reismilch gut vermengen.

Hirsegrütze

Für dieses leckere Gericht brauchen wir 50 g Hirseflocken, 200 ml Wasser, etwas Sahne, 1 Tasse eingeweichtes Trockenobst und etwas Stevia-Extrakt auf Wasserbasis oder eine Messerspitze weißes Stevia-Pulver.

Man kocht Hirseflocken in Salzwasser zu einer Grütze und verfeinert mit Sahne. Zum Schluss süßt man mit Stevia und serviert zusammen mit Trockenfrüchten.

Schaumomelett

Für 4 Omelettes brauchen wir 8 Bio-Eier, 60 g Butter, 60 g Maisstärke, 1 Prise Salz, etwas Vanillepulver, etwas Zitronensaft, 1 Tasse klein gewürfelte Früchte und eine Messerspitze weißes Stevia-Pulver.

Wir schlagen das Eiweiß mit Salz, Vanille und Stevia steif, geben Eigelb hinein und sieben die Stärke hinzu. Etwas Fett in der Pfanne erhitzen und ein Viertel des Teiges bei geringer Hitze goldgelb backen. Die Früchtewürfel mit Stevia und Zitronensaft würzen und auf die fertigen Omeletts legen.

Bei amazon.de haben Rezensenten den Wunsch geäußert, dass sie sich über mehr Kuchenrezepte in meinem Buch gefreut hätten. Hier sind sie! Kuchenrezepte ganz ohne Zucker auszuarbeiten erfordert ein bisschen Geschick. Rühr- und Biskuitteige verlangen nach Zucker, damit sie überhaupt gelingen. Hier kann man zumindest die Zuckermenge reduzieren, pro Ei genügen ca. 30 Gramm Zucker, und den Rest kann man mit Stevia süßen. Wer bei konventionellen Rezepten Zucker durch Steviosid ersetzen will, kann die Backzeit um bis zu 10 Minuten verkürzen.

Wenn Sie mit Stevia backen, sollten Sie etwas weniger Flüssigkeit nehmen oder etwas mehr Mehl, als im Rezept angegeben.

Süßes Hefebrot

Wir brauchen für dieses kuchenähnliche Brot 100 ml Milch oder Sojamilch, 30 g Hefe, 5 g Vollrohrzucker zum Aufgehen der Hefe, 500 g Vollkornmehl, 30 g Butter, 1 Prise Salz, Mehl zum Ausstäuben des Bleches, und etwas flüssigen Stevia-Extrakt.

Wir erwärmen die Milch zusammen mit 200 ml Wasser und lösen die Hefe und den Zucker mit der Hälfte der Flüssigkeit auf. Wir geben das Mehl in eine Schüssel, gießen in die Mitte die Hefemischung und lassen sie 15 Minuten gehen. Dann fügen wir die Butter, das Salz und etwas Stevia hinzu und kneten alles gut durch. An einem warmen Ort bis zum doppelten Volumen gehen lassen. Gut durchkneten, zu einem Brotlaib formen und bei 200 Grad im vorgeheizten Ofen 30 Minuten auf einem mit Mehl ausgestäubten Backblech backen.

Roher Fruchtkuchen

Wir brauchen 150 g Hafermehl, 150 g Dinkel- oder Kamutmehl (wer keine Getreidemühle hat, kann das Mehl im Naturkostladen frisch mahlen lassen), 200 g gemahlene Sonnenblumenkerne, 1 TL Zimt gemahlen, 1 TL Fenchelpulver, Schale von 1 Bio-Zitrone, etwas Stevia-Extrakt, 150 ml Wasser und etwa 2 Pfund Früchte nach Wahl für den Belag.

Für die Creme brauchen wir 2 Bananen, 2 EL weißes Mandelmus und etwas Stevia.

Die im oberen Absatz genannten Zutaten vermischen und verkneten und in einer Springform ausrollen, und mit Früchten der Jahreszeit oder tiefgekühlten belegen. Die Zutaten für die Creme mischen und schaumig schlagen. Die Bananencreme über die Torte geben, fertig (gebacken wird die Rohkosttorte nicht).

Möhrenkuchen mit Mandeln

Man braucht eine Springform mit 24 cm Durchmesser. 200 g geriebene Möhren (alternativ Kürbisfleisch), 100 g geschälte Mandeln (vorher blanchieren), 250 g Vollkornmehl, 1 Päckchen Weinsteinpulver, 1 Prise Meer- oder Himalayasalz, Palmfett oder Kokosfett (kaltgepresst, Bioladen) für die Form, 4 Eier, Schale von einer unbehandelten Orange, 2 Fläschchen Rumaroma, 1 TL Vanillepulver, 2½ TL grünes Stevia-Pulver. Mandeln fein mahlen. Mehl, Weinsteinpulver und Salz mischen.

Backofen auf 180 Grad (Umluft 160 Grad, Gas Stufe 2–3) vorheizen und die Springform einfetten. Eier trennen. Eigelbe, Orangenschale, Rumaroma und Vanillepulver und 2 TL Stevia verquirlen. Nüsse und Möhrenraspel (alternativ: fein geraspeltes und abgetropftes Kürbisfleisch) unterheben. Mehlmischung darüber sieben und alles gut vermengen.

Eiweiß mit dem restlichen Stevia zu Eisschnee steif schlagen und unter den Teig heben.

Den Teig in die Form füllen und in den Backofen schieben. Den Kuchen ca. 30 Minuten backen und in der Form abkühlen lassen.

Blätterteigstrudel mit Apfelfüllung
(von Peter Grosser von „MedHerbs“)

Man braucht für diesen raffinierten Kuchen 70 ml Calvados (Alkohol verfliegt beim Backen!), 40 g Sultaninen, 80 g Kokosfett, 50 g Mandelblättchen, 100 g gemahlene Haselnüsse, 20 g Semmelbrösel, 3 TL gemahlene Stevia-Blätter, ½ TL Zimtpulver, 200 g Tiefkühl-Blätterteig (Bioladen), 350 g säuerliche Äpfel, 2 EL Zitronensaft, 1 Ei, 1 EL Sahne. Die Backzeit beträgt etwa 45 Minuten, die Vorbereitungszeit 25 Minuten. Calvados und Sultaninen bei mittlerer Hitze kochen, bis die Flüssigkeit fast verdampft ist. Etwas Butter in einer Pfanne erhitzen und die Mandelblättchen – bis auf eine kleine Menge zum Bestreuen – rösten. Restliche Butter zugeben und Haselnüsse und Semmelbrösel darin bräunen. 2 TL Stevia und Zimt einrühren. Den Blätterteig auftauen. Die Äpfel waschen, schälen, vierteln, Kerngehäuse entfernen und das Fruchtfleisch in dünne Scheiben hobeln. Mit Zitronensaft beträufeln und mit den Sultaninen und der Nussmischung vermengen. Backofen auf 180 Grad (Umluft 160 Grad, Gas Stufe 2–3) vorheizen. Backblech mit Backpapier auslegen.

Den Blätterteig nach Anleitung zu einem Rechteck von 30 mal 20 Zentimeter ausrollen. Mehrmals mit einer Gabel einstechen. Die Apfelfüllung jeweils auf die Mitte des Teiges verteilen, die Teigenden mit Wasser bestreichen und den Teig über der Füllung zusammenschlagen. Mit der Nahtseite nach unten auf das Blech legen. Den Strudel an der Oberfläche mit einer Gabel einstechen.

Das Ei mit der Sahne verquirlen und den Strudel damit bestreichen. Mit den Resten der Mandelblättchen und Stevia bestreuen. Das Backblech in den heißen Backofen stellen und den Strudel etwa 45 Minuten backen. Lauwarm servieren, pur oder mit Vanillesauce.

Obstkuchen

500 g Dinkelmehl, 1 Ei, 120 g Palmöl oder Kokosöl (Bioladen, Reformhaus), 100 ml Sojadream oder Sahne, 4 TL grünes Stevia-Pulver oder Stevia-Feinschnitt, Vanillepulver, 200 ml Wasser. Etwa 800 g Obst wie Äpfel, Beeren, Pflaumen, Aprikosen oder eine Mischung verschiedener Obstsorten, gern auch Exoten wie Mango und Physalis.

Zum Bestreuen 2 EL Carob- oder Kakaopulver und 1 TL Stevia-Pulver.

Backofen auf 180 Grad vorheizen. Die Zutaten für den Teig mischen und auf ein gefettetes Backblech geben. Auf den Teig etwas Mehl streuen und ihn mit den Händen drückend auf dem Blech verteilen. Obst putzen, entkernen und in Scheiben schneiden.

Carob- oder Kakaopulver mit Stevia-Pulver mischen und fein darüber sieben. Etwa 40 Minuten backen.

Dattelriegel

Wir brauchen 1 Becher getrocknete Datteln, mit wenig Wasser eingeweicht und klein geschnitten, 1 Tasse Mandelsplitter oder Chufa-Flocken (Erdmandeln, Apotheke), ¼ TL Stevia-Extrakt, weißes Pulver, oder 1 TL Stevia-Pulver, aus getrockneten Stevia-Blättern selbst gemahlen (Kaffeemühle), 1 TL Vanille oder Zimt.

Alle Zutaten gut vermischen und zu Riegeln, Kreisen oder Herzen formen. Etwa 2 Stunden im Kühlschrank fest werden lassen. Auf Wunsch mit geschälten Mandeln wie Lebkuchen verzieren. Man kann auch Kugeln formen und diese „Energiebälle“ in Kokosflocken oder Mandelsplittern wälzen. Statt Datteln kann man auch andere eingeweichte Trockenfrüchte wie Aprikosen, Ananas, Bananen oder Feigen verwenden. Diese Rohkost-Riegel gebe ich meinem Sohn als Pausensnack mit in die Schule!

Dattel-Nuss-Kekse

Wir brauchen Zimt, 250 g Vollkornmehl, 100 g kernlose Datteln, 1 Becher gemahlene Pistazien oder Walnüsse, 1 Tasse kalt gepresstes Öl, etwas Wasser, 1/2 TL Stevia-Extrakt und 1 TL Vanille-Extrakt.

Den Ofen auf 180 Grad vorheizen. Das Backblech einölen.

Die zerkleinerten Datteln in Wasser zehn Minuten auf kleiner Flamme köcheln lassen. Die Nüsse in der Nussmühle mahlen und in einer Schüssel beiseite stellen. Vorsichtig die weichen Datteln im Mixer weiter zerkleinern. Öl, Stevia, Vanille in einer Schüssel zusammenrühren und mit den verflüssigten Datteln mischen. Mehl, Nüsse und Zimt dazugeben und vermengen. Mit einem Teelöffel kleine Kekse aufs Backblech setzen und etwa 15 Minuten backen.

Süße Mandelkugeln

Wir brauchen ½ Tasse Hanföl, Sesamöl oder Kürbiskernöl (kalt gepresst), 1 gehäufter EL weißes Mandelmus (Reformhaus), 1 TL Carob (Johannisbrotmehl, Reformhaus oder Naturkostladen), 2 Tassen ungeschälte Sesamsaat, Leinsaat oder Kürbiskerne, ¼ TL Vanille, ½ TL

Stevia-Extrakt (weißes Pulver) oder zwei Teelöffel Stevia-Pulver.

Man gießt das Öl in den Mixer und fügt nach und nach die Sesamsaat, Leinsaat oder Kürbiskerne zu. Stevia und Vanille zugeben und weitermixen bis eine glatte Paste entsteht. Die Hälfte mit Carob verrühren, die andere Hälfte mit Mandelmus. Kugeln formen, in Kokosflocken wälzen und an der Luft trocknen lassen. Ergibt, je nach Größe, etwa 15 bis 20 Bällchen. Im Kühlschrank oder in einer Blechdose oder einem Schraubglas aufbewahren, damit die Kugeln nicht austrocknen.

Mango-Muffins

Wir brauchen für diese köstlichen Muffins 1 unbehandelte Orange, 100 g getrocknete Mangos am besten aus Bio-Anbau (Naturkostladen, 125 g Butter, 1 Bio-Ei, 200 g Vollkornmehl, 3 TL Weinsteinpulver (als gesunde Alternative zu Backpulver, das nach Dr. Bruker die Darmschleimhaut schädigen kann, Reformhaus, Naturkostladen), 1 kleine Tüte Lebkuchengewürz, 1 TL Stevia-Pulver weiß oder 2 TL Stevia-Pulver grün, 100 ml Buttermilch oder Wasser, 25 Muffinförmchen aus Papier oder eine Muffin-Backform (Kaufhaus), 2 EL Makadamianüsse oder geschälte Pistazien.

Man schält die Orange mit einer feinen Reibe, zum Beispiel einer Muskatreibe. Dann Orange auspressen, Saft und Schale in 50 ml Wasser verrühren und darin zwei Stunden ziehen lassen (marinieren). Mangos schälen, entkernen und kleinschneiden. Butter, Ei, Weinsteinpulver, Lebkuchengewürz, Stevia, Mango, Orangenschale und Buttermilch zu einem Teig kneten. Muffinteig mit einem Teelöffel nur bis zu zwei Drittel in die Förmchen geben, mit gehackten Makadamianüssen oder Pistazien bestreuen und bei 180 Grad im vorgeheizten Ofen etwa zwanzig Minuten goldgelb backen. Nach dem Backen Muffins aus der Form lösen und auf ein Gitter setzen und auskühlen lassen.

Bratäpfel

Wir brauchen 6 säuerliche große Äpfel, ideal ist die Sorte Boskop, 100 g Trockenpflaumen, 1 Tasse Orangensaft, 50 g Mandelstifte, etwas Zimt, etwas Zitronensaft und ein paar Spritzer Stevia-Flüssigextrakt ohne Alkohol oder eine Messerspitze weißes Stevia-

Pulver.
Die Trockenpflaumen werden über Nacht mit Orangensaft, Zimt und Mandeln sowie Stevia abgeschmeckt und eingeweicht. Den Ofen heizen wir auf 200 Grad vor. Wir waschen die Äpfel, entfernen das Kerngehäuse und beträufeln die Äpfel mit Zitrone. Wir füllen die eingeweichte Masse in die Äpfel und backen sie 30 Minuten lang.

Schoko-Nusskringel

Man braucht für ca. 30 Stück 1 Ei, 200 g gemahlene Mandeln, 200 g gemahlene Haselnüsse, 2 TL Steviosid, 100 ml Birnensaft, 60 g Vollkornmehl. Außerdem 1 Eiweiß, 5 EL gehackte Haselnüsse und zuckerfreie Schokoladen-Kuvertüre. In einer Schüssel Ei, Mandeln, Haselnüsse und Steviosid mit dem Birnensaft verrühren. Mehl darüber sieben und alles zu einem weichen Teig verarbeiten.
Ein Backblech mit Backpapier auslegen. Den Teig in einen Spitzbeutel mit Lochtülle füllen und ca. 30 Teigkringel auf das Backblech spritzen. Die Kringel 60 Minuten trocknen lassen.

Den Backofen auf 155 Grad vorheizen.

Die Teigkringel mit Eiweiß bestreichen und mit Haselnüssen bestreuen. Im heißen Backofen etwas 20 Minuten backen, auf einem Küchengitter vollkommen auskühlen lassen und dann in einer Blechdose aufbewahren.

Rohkostkekse

Wir brauchen 2 Tassen Haferflocken oder grob gemahlenes Dinkelschrot, 1 Tasse weißes Mandelmus (Reformhaus), 150 g Makadamia- oder Walnüsse, 50 g Butter, 1 Tasse Weinbeeren, 1 Tasse stilles Mineralwasser, 1 EL grünes Stevia-Pulver.
Kneten Sie Haferflocken oder Dinkelschrot, Wasser und Butter mit dem Nussmus und den anderen Zutaten, bis auf die Nüsse, zu einem Teig. Formen Sie daraus Kugeln, drücken Sie eine Nuss hinein und lassen Sie sie in der Sonne oder in einem Dörrex-Trockengerät bei 40 Grad trocknen.

Stevia-Schokolade

Dieses Rezept habe ich der Broschüre „Steppa, A Sweetsimple Story“ entnommen, die mehrsprachig erschienen ist.

Wir brauchen 120 g Schokolade ohne Zucker, 2 EL Milch (Alternative: Reis- oder Sojamilch oder Wasser mit einem Schuss flüssiger Sahne), 30 g Butter, 2 Bio-Eier und 1 gestrichenen Kaffeelöffel Stevia-Pulver (ca. 1,5 g).

Trennen Sie Eigelb vom Eiweiß. Geben Sie die Schokolade, die Milch, die Margarine und die zerkleinerten Blätter in eine Schüssel. Erhitzen Sie die Masse im Wasserbad. Wenn die Schokolade geschmolzen ist, fügen Sie zwei gut gequirlte Eigelb hinzu. Danach das sehr steif geschlagene Eiweiß hinzugeben und diese Masse zum Abkühlen in den Kühlschrank stellen.

Pudding, Kompott, Quarkspeisen

Bananen-Dattel-Pudding

Wir brauchen 5 zerkleinerte Datteln, 1 Pfund Tofu, 3 TL Sonnenblumenöl, 2 reife Bananen, 1 TL Zitronenschale (Bio-Zitrone), 1 TL Vanille-Extrakt oder Zimt, und ½ TL Stevia-Extrakt.

Alle Zutaten vorsichtig im Mixer zu einer cremigen Masse verflüssigen und zwei Stunden in den Kühlschrank stellen.

Vanille-Pudding

Dieses Puddingrezept fand ich in dem Buch von Rita DePuydt, „Baking with Stevia".

Wir brauchen 2 Teelöffel Pfeilwurzelmehl (Reformhaus), 2 TL Vollkornmehl, ½ TL Stevia-Extrakt, 1 Prise Salz, 2 Tassen Sojamilch mit Vanillegeschmack (Reformhaus oder Naturkostladen. Reismilch wird leider nicht dick.).

Pfeilwurzelmehl, Mehl, Stevia und Salz in eine Schüssel geben und mit etwas Milch eine Paste entstehen lassen. Langsam mit dem Rest der Sojamilch verdünnen. Den Rest der Milch bei kleiner Hitze erhitzen und nach und nach die Mischung dazugeben, mit einem Holzlöffel umrühren und bei kleiner Hitze fünf Minuten köcheln lassen. Sofort in Dessertgläser füllen, da die Masse schnell fest wird.

Roher Früchte-Pudding

Wir brauchen 1 Päckchen Agar-Agar (etwa 8 g, Reformhaus), ½ Liter Wasser oder Traubensaft, etwas Stevia-Extrakt, Vanillepulver und etwa 1 Pfund frische Früchte.

Wir lösen Agar-Agar-Pulver in Wasser oder Traubensaft auf, geben Stevia und Vanillepulver hinzu und erhitzen die Flüssigkeit, ohne sie zu kochen. Die Früchte ganz lassen oder zerkleinern und in eine Glasschale oder in Portionsgläser füllen. Die Agar-Agar-Masse darüber gießen und kaltstellen. Nach Wunsch mit Sahne garnieren.

Tofu-Orangen-Pudding

Wir brauchen 1 unbehandelte Orange aus Bio-Anbau, 1 Handvoll frische oder getrocknete und eingeweichte Datteln, 300 g Tofu, Stevia-Extrakt oder -Pulver nach Geschmack.

Wir waschen die Orange, schälen die Schale ab und pressen den Saft aus. Bei den Datteln entfernen wir die Kerne und schneiden sie in sehr kleine Stücke. Dann pürieren wir den Tofu mit dem Orangensaft und der Stevia-Süße im Mixer, geben die Orangenschale dazu, mischen gut und rühren die Dattelstückchen unter. Auf Wunsch mit Schlagsahne garnieren.

Apfelkompott

Wir brauchen etwa 750 g säuerliche Äpfel wie Boskop oder Ingrid Marie, Zitronensaft, Zimt und Stevia-Flüssigextrakt oder Stevia-Pulver.

Wir schälen die Äpfel und schneiden sie in Würfel und übergießen sie sofort mit Zitronensaft. Die Hälfte der Apfelwürfel kochen wir mit etwas Wasser. Wenn sie halbweich sind, stampfen wir sie etwas, fügen den Rest der Äpfel hinzu und kochen so lange auf kleiner Flamme, bis etwa die Hälfte zu Mus geworden und der Rest noch „bissfest" ist. Dann schmecken wir mit Zimt und Stevia ab.

Erdbeer-Quark

Wir brauchen hierfür 500 g Quark, 1/8 Liter Milch oder Sahne, 300 g Erdbeeren, etwas Zimt und Stevia als weißes Pulver oder Flüssigextrakt nach Geschmack.

Den Quark mit der Milch verrühren, die Erdbeerenwaschen und putzen und pürieren, zuvor einige zur Seite legen. Dann den Quark hinzugeben, mit ganzen Erdbeeren garnieren und kaltstellen.

Schokopudding

Man braucht 2 EL Kakao-Pulver, 1 TL Stevia-Extrakt, 5 EL Maisstärke, 500 ml Milch (oder Reis- bzw. Hafermilch), 250 ml Wasser, 2 Eier, 1 EL Butter oder Kokosöl (Bioladen),2 TL Vanilleextrakt. Kakaopulver, Maisstärke und Stevia in einem Topf mischen und nach und nach Wasser und Milch dazu geben. Langsam erhitzen bis es andickt, dabei gut rühren. Eier leicht schlagen. 1 Tasse des Puddings löffelweise dazugeben, dabei kräftig mit dem Schneebesen rühren. Diese Mischung zum kochenden Pudding in den Topf geben. Unter ständigem Rühren noch 3 Minuten köcheln lassen. Dann vom Feuernehmen und Vanilleextrakt und Butter oder Kokosöleinrühren. Schmeckt warm oder kalt.

Vanilleeis

Wir brauchen ½ Liter Reis- oder Sojamilch, 1 Prise Salz, 1 TL Stevia-Pulver, 1 Tasse Sahne und 1 TL Vanille-Extrakt.

Alles in den Mixer geben, in Portionsschälchen füllen und einfrieren.

Schokoladeneis

Wir brauchen 6 TL Carobpulver, 1 Teelöffel Stevia-Pulver, ¼ Teelöffel Salz, ½ Liter Soja- oder Reismilch, 2 geschlagene Eier, 1 Tasse Sahne, 1 Teelöffel Vanille-Extrakt.

Alles in den Mixer geben, dann in Portionsschälchen einfrieren.

Trockenobst-Eis

Wir brauchen 150 g Trockenobst, 500 ml Sojadrink (Reformhaus, Naturkostladen) und etwas flüssigen Stevia-Extrakt ohne Alkohol oder eine Messerspitze weißes Stevia-Pulver.

Wir pürieren das Trockenobst mit etwas Sojadrink im Mixer, geben den Rest Sojadrink hinzu und süßen mit Stevia nach Geschmack, füllen das Ganze in Portionsschälchen und frieren es ein.

Stevia-Schlagsahne

2 Becher Sahne, 1 TL Vanillepulver und ½ TL Stevia-Pulver oder ein paar Spritzer Stevia-Extrakt in eine Schüssel geben und bei mittlerer Einstellung schlagen.

Kinder- und Babybreie

Breie, egal ob aus Obst oder Getreide, lassen sich gut mit Stevia süßen. Normal zubereiten und am Schluss sparsam mit einem Spritzer Stevia-Extrakt auf Wasserbasis süßen oder eine Prise Pulver unterrühren.

Erdbeerjoghurt

Wir brauchen 50 g Erdbeeren, 1 Becher Joghurt pur, 1 EL Weizenkeime und etwas flüssigen Stevia-Extrakt.

25 g Erdbeeren im Mixer pürieren und 25 g Erdbeeren halbieren. Wir rühren den Joghurt mit den Erdbeeren an, geben die Weizenkeime und Stevia hinzu und rühren um.

Walnuss-Traum

Wir brauchen 1 Apfel, 1 Birne, 1 Orange, 1 Banane, 1 Tasse zerkleinerte Walnüsse, etwas Zitronensaft und flüssigen Stevia-Extrakt.

Wir schälen und würfeln die Früchte bzw. schneiden die Bananen in Scheiben, fügen die Walnüsse hinzu und schmecken mit Zitronensaft und Stevia ab. Auf Wunsch mit Sahne servieren.

Tropischer Obstsalat

Wir brauchen ½ Papaya, ½ Ananas, 1 Mango, Zitronensaft und flüssigen Stevia-Extrakt.

Wir schälen die Früchte, würfeln sie bzw. schneiden sie in Scheiben und schmecken mit Zitronensaft und Stevia ab. Auf Wunsch mit Sahnehäubchen und Mandelsplittern garnieren.

Weitere Anregungen für Obstsalat mit tropischen Früchten finden Sie in meinem Ananas- und Papayabuch.

Gesunder Kakao

Wir brauchen 1 Tasse Mandel- oder Sojamilch, 1 EL Carobpulver (Reformhaus), 1 Prise weißes *oder* 1 TL grünes Stevia-Pulver.

Langsam die Milch auf dem Herd erhitzen, nicht kochen. Wenn die Milch dampft, die Pulver mischen und mit dem Schneebesen einrühren.

Wer Kaffee-Geschmack liebt, kann auch Malzkaffee-Pulver oder Löwenzahnwurzelpulver (Naturkostladen) einrühren. Mandelmilch gibt es in Rohkostqualität als Pulver. Wenn man die angerührte Milch nur erwärmt oder alles kalt anrührt, hat man ein eiweißreiches, nahrhaftes Getränk in Rohkostqualität mit allen Vitaminen und Enzymen.

Kakao I

Dieser gesunde Kakao schmeckt kalt und heiß.

Wir brauchen ¼ Liter Reismilch (Naturkostladen), 4 TL Carobpulver (Reformhaus), 1 Prise Salz, 1 Prise Vanille-Pulver, 2 TL Pflanzenöl oder Sahne sowie ½ TL Stevia-Extrakt zur Geschmacksabrundung.

Alle Zutaten, bis auf das Öl, im Mixer auf langsamer Stufe verflüssigen und nach und nach das Öl oder die Sahne dazugeben. In einem Topf unter Umrühren erhitzen, nicht kochen.

Kakao II

Wir brauchen 1 Tasse Milch, 1 TL Kakaopulver (unter Rühren erhitzen) und mit etwas Stevia-Pulver oder -Extrakt süßen.

Green-Power-Drink

2 Tassen Mango- oder Ananassaft, möglichst frisch gepresst, 1 Banane, 1 Kiwi, geschält, 2 TL Gerstengras- und 2 TL Spirulinapulver (Naturkostladen o. Versand), 1 TL grünes Stevia-Pulver.

Alles im Mixer verarbeiten und mit einem Stück Ananas garnieren. Dies ist ein vitalstoffreicher Enzym- und Vitamindrink mit hochwertigem Pflanzeneiweiß (zu gesundheitlichen Vorzügen von chlorophyllhaltiger Spirulina und Gerstengras siehe mein Buch „Gerstengras – Verjüngungselixier und naturgesunder Energy-Drink“, Windpferd, Aitrang 1999)

Marmelade enthält im Allgemeinen viel Zucker. Wenn wir diesen durch Steviosid ersetzen, genießen wir „Genuss ohne Reue". Wichtig: beim Marmeladekochen sauber arbeiten. Beeren 60 Sekunden kochen, Kern- und Steinobst ca. 6 Minuten (mit einem Holzstäbchen prüfen, ob das Stäbchen mühelos ins Fruchtfleisch gesteckt werden kann). Gläser auskochen oder eine Weile mit kochendem Wasser füllen. Gläser bis 5 mm unterm Rand füllen, sofort verschließen, Schraubdeckel (Honiggläser sammeln) gut zudrehen. „Bio-Unigel" ist ein Geliermittel aus natürlichem Pektin (biofarm.ch), das Produkt entspricht den strengen Regeln der Bio Suisse. Ein Tipp: Zitronensaft verleiht milden und schwach sauren Konfitüren und Gelees wie Bananen, Mangos oder Birnen eine leichte Spritzigkeit und schützt die Farbe. 1 Esslöffel auf 500 g Früchte ganz am Schluss beigeben. Bei normal sauren Früchten ist die Zugabe von Zitronensaft nicht nötig.

Pfirsichkonfitüre

Man braucht 1 kg reife Pfirsiche, 3 EL pulverisierte Stevia-Blätter (ca. 6 g), 3 EL Pektin (30 g), 50 – 100 ml Wasser, je nach Reifegrad der Früchte.

Pfirsiche halbieren, Stein entfernen, Fruchthälften klein schneiden. Alle Zutaten unter ständigem Umrühren aufkochen und kochen, bis die Pfirsiche zerfallen sind. Die heiße Pfirsichkonfitüre in vorgewärmte Gläser füllen und sofort zuschrauben. Die Gläser zum Auskühlen mit einem Handtuch zudecken. Dieses Rezept funktioniert auch mit Aprikosen, Erdbeeren oder Erdbeer-Rhabarber. Erdbeerkonfitüre mit dem Stabmixer pürieren.

Zwetschgenkonfitüre

Man braucht 1 Kilo Zwetschgen, am besten Hauszwetschgen, 200 ml Wasser, 1 gehäuften TL Steviosid-Pulver (2½ g), 1 TL Zimtpulver, und 2½ EL Unigel (30 g).

Zwetschgen halbieren und entkernen und kleinschneiden. Alle Zutaten unter ständigem Rühren aufkochen, bis die Früchte zerfallen sind. Die heiße Zwetschgenkonfitüre in vorgewärmte Gläser füllen und sofort verschließen.

Mango-Kürbis-Konfitüre

Für diese köstliche Konfitüre brauchen wir 200 g getrocknete Mangos, 500 g Kürbisfleisch (alternativ Karotten), ¼ TL Steviosidpulver, 200 ml Orangensaft, am besten frisch gepresst, 1 unbehandelte Zitrone (Saft und abgeriebene Schale), ca. 150 ml Einweichwasser der Mango, 2 EL Unigel (20 g), 50 ml Orangensaft.

Die Mango ca. 1 Std. in Wasser einweichen. Dann in kleine Stücke schneiden. Kürbisfleisch bzw. Karotten in feine Scheiben schneiden. Mangos, Kürbisfleisch, Steviosidpulver, Zitronen- und Orangensaft sowie Zitronenschalen und Einweichwasser der Mangostückchen in eine Pfanne geben, aufkochen und ca. 20 Min. köcheln lassen. Unigel-Geliermittel im Orangensaft auflösen, in die Pfanne geben und noch mal 5 Minuten köcheln lassen. Dann mit Zauberstab pürieren. Heiße Konfitüre in vorgewärmte Gläser füllen und sofort zudrehen. Zum Auskühlen mit einem Handtuch zudecken.

Gurken-Chutney

Wir brauchen 1 kg Gemüsegurken, 200 g Zwiebeln, 3 EL Rosinen, 1 gestrichenen TL Steviosidpulver (2 g), 1 scharfe Peperoni, 1 unbehandelte Orange (Schale und Saft) 1 unbehandelte Zitrone (Schale und Saft), 100 ml Wasser,1 TL Himalaya-Speisesalz, ½ TL fein geriebene Ingwerwurzel oder Ingwerpulver, auf Wunsch zwei zerriebene Knoblauchzehen.

Gemüsegurken mit Schale in kleine Stücke schneiden. Orangen- und Zitronenschale fein reiben. Alle Zutaten in einen Topf geben und unter ständigem Rühren aufkochen und ca. 30 Min. köcheln lassen. Wenn die Flüssigkeit eingekocht ist, etwas Wasser nachgießen, damit nichts anbrennt. Das heiße Chutney in vorgewärmte Gläser füllen und sofort verschließen. Einige Tage kühl stellen, damit sich das Aroma entfalten kann. Im Kühlschrank aufbewahren und innerhalb von ca. 10 Tagen aufbrauchen. Dieses Chutney passt wie alle Chutneys gut zu Reisgerichten, aber auch zu Fisch oder Raclette. Statt Gemüsegurken kann man auch Zucchini oder Zwiebeln nehmen.

Süßsaurer Kürbis

Dies ist ein abgewandeltes Rezept von meiner Großmutter. Als Kind mochte ich Kürbis nicht so gerne, aber süßsauer eingemacht mit Ingwer war er für mich eine Delikatesse.

Man braucht 1 kg geschälten Kürbis, 400 ml Obstessig, 1 TL geriebene Ingwerwurzel, 1 gestrichenen TL Steviosid-Pulver (2 g) und 600 ml Apfelsaft.

Kürbis schälen, entkernen und würfeln. Alle Zutaten bei schwacher Hitze ca. 10 Minuten kochen, bis der Kürbis glasig ist. Kürbis mit der Schaumkelle rausnehmen und heiß in vorgewärmte Gläser füllen. Sud nochmals aufkochen, in die Gläser mit Kürbis füllen und sofort zudrehen. Gläser zum Auskühlen mit einem Handtuch bedecken. Hält sich etwa 1 Jahr. Statt Kürbisfleisch kann man Freilandgurken nehmen. Süßsaures geht auch mit Auberginen, wobei man zwei zerdrückte Knoblauchzehen dazu nimmt. Diese Spezialität sollte aber im Kühlschrank aufbewahrt und innerhalb von einer Woche verzehrt werden.

Weitere Rezepte für Kompott, Konfitüren, Sirup, Süßsaures, Chutneys sowie Joghurts finden Sie im Buch von Brigitte Speck, „Natürlich einmachen mit Stevia“, s. Stevia-Bücher im Anhang. Ein sehr empfehlenswertes Rezeptbuch ist außerdem von Jeffrey Goettemoeller, „Stevia – Das Rezeptbuch“, Hans-Nietsch-Verlag. Er schreibt: „In meinen Augen ist jeder Stevia-Extrakt künstlichen Süßstoffen und Zucker haushoch überlegen.“ Und: „Meiner Meinung nach ist Stevia eine der größten botanischen Entdeckungen aller Zeiten.“ Außer den üblichen Gerichten wie Getränke, Brote, Salate, Soßen, Aufstriche, Hauptgerichte, Kuchen und Plätzchen finden sich auch Rezepte für typisch amerikanische Pies und Kuchen und ein kulinarischer Ausflug nach Mexiko. Goettemoeller: „Mein Wunsch ist es, dass dieses Buch Sie dabei unterstützt, sich aus der Abhängigkeit von Zucker zu befreien.“ Dies ist auch mein Wunsch für das Buch, was Sie gerade lesen!

6. Stevia von A – Z

Außer bei den genannten Indikationen soll Stevia bei Blasenproblemen, Nierenleiden, Ödemen und dem Rheumatischen Formenkreis helfen.[148]

Alkoholsucht

Stevia soll den Wunsch nach Alkohol reduzieren. Ich habe in meinen Unterlagen mehrere Hinweise dazu gefunden. Allerdings sind mir wissenschaftliche Studien dazu nicht bekannt.

Arteriosklerose

Im Tierversuch konnte gezeigt werden, dass Steviosid Arteriosklerose – Gefäßverengung der Arterien – durch die Aktivierung von SOD, dem Enzym Superoxiddismutase, verringert, was einen Abbau von oxidiertem LDL-Cholesterin und Fetten an den Arterieninnenwänden zur Folge hatte (Geeraert, Benjamine u. a., „Natural sweetener stevioside inhibits atherosclerosis by increasing the antioxidant defense in obese, insulin-resistant mice“, in „Stevia in Europe“, KULeuven July 1st and 2nd 2009(euprint.be), Kapitel 6, S. 49–62). Das Volumen der Plaque nahm innerhalb von 12 Wochen deutlich ab. Steviosid konnte also das antioxidante Verteidigungssystem des Körpers verbessern. Über die Wirkung von SOD, einem der kraftvollsten Anti-Oxidantien oder Radikalenfänger, können Sie sich ausführlich in meinem Buch „Gerstengrassaft“ informieren.

Azidose/Übersäuerung

Das mineralstoffreiche, grüne Stevia-Blatt hilft, in ganzer Form, als Pulver oder Flüssigextrakt, bei Übersäuerung oder Azidose, wieder ins Säure-Basen-Gleichgewicht zu kommen und damit auch seelisch ausgeglichener und positiver gestimmt zu sein. Beim Überbrühen der Stevia-Blätter für einen Tee sollte man hinterher die Blätter nicht wegwerfen, sondern in Salaten, in Suppen oder Eintöpfen weiterverwenden oder für die Hautpflege – siehe Stichwort „Haut" – nutzen.

Blutdruck, hoher

Viele Menschen leiden heute aufgrund einer ungesunden Ernährung, mangelnder Bewegung und zu viel Stress an zu hohem Blutdruck. Es fehlt eine effektive Methode, wie das authentische Reiki, Stress abzubauen und mit der Zeit eine innere Haltung von heiterer Gelassenheit zu entwickeln. Erfahrungsberichte zeigen, dass Stevia helfen kann, einen zu hohen Blutdruck zu senken, ohne aber normalen oder zu niedrigen Blutdruck zu verändern. Als „normaler" Blutdruck wird heute ein Wert von etwa 130 zu 80 angesehen, wobei der Idealwert wahrscheinlich wesentlich darunter liegt. Ich fühle mich mit einem Blutdruck von 90 zu 60 dank dem authentischen Reiki und körperlicher Betätigung sehr wohl. Mein Großvater, der 105 Jahre alt geworden ist, hat ähnliche Blutdruckwerte.

Bei Hypertonikern, die über 30 Tage einen Tee aus Stevia-Blättern zu sich genommen hatten, ließ sich eine 9,5-prozentige Blutdrucksenkung feststellen.[149] Niedriger Blutdruck wird nicht noch niedriger. Wahrscheinlich liegt der optimale Blutdruck wesentlich niedriger als der normale. Bei gesunden Ratten, denen eine Infusion von 16 mg/kg Körpergewicht als Infusion zugeführt wurde, kam es innerhalb von 30 Minuten zu einer Blutdrucksenkung von etwa 34 Prozent.[150] An Ratten mit Bluthochdruck wurde unter gleichen Versuchsbedingungen ein Blutdruckabfall von 27 Prozent beobachtet.[151]

Candida-Befall, Pilze

Ein bis zwei Drittel der bundesdeutschen Bevölkerung soll vom Hefe-Pilz *Candida albicans* befallen sein. Wenn der Darm von Candida überwuchert ist, wird die Nahrung nicht mehr richtig ausgewertet und die Stoffwechselgifte des Pilzes belasten den Körper. Außerdem besteht die

Gefahr, dass sich der Hefepilz über den Blutstrom in andere Organe ausbreitet und sich auch im Gehirn ansiedelt. Candida-Befall hängt oft mit einer Übersäuerung zusammen – siehe Stichwort „Azidose“ – und ist nachweislich Mitverursacher von verschiedenen Krankheiten, wie Allergien und Hautproblemen. Candida-Betroffene sollten normalerweise Süßes meiden, um nicht den Candida-Pilz im Darm zu „füttern“. Da die Süße in Stevia nicht wie Zucker verstoffwechselt wird, sondern ohne Kalorienbelastung vom Körper ausgeschieden wird, können auch Candida-Betroffene Stevia ohne Bedenken verwenden und so auf harmlose Weise ihren Hunger nach Süßem, der vom Candida-Pilz ausgeht, befriedigen. Stevia wirkt sogar antifungizid, pilztötend, und hilft, die Pilzüberwucherungen einzudämmen, ähnlich wie der dafür bekannte Grapefruitkernextrakt und fein zerkaute Papayasamen.[152]

Depressionen, Nerven

Die Indianer Südamerikas verwenden Stevia auch als mild stimmungsaufhellendes und nervenstärkendes Mittel. Vielleicht sind für diese Wirkung die vielen Mineralstoffe und Spurenelemente in der Stevia-Pflanze verantwortlich. Ich verwende Stevia-Tropfen in selbst hergestelltem Johanniskrautöl, von dem ich mir täglich ein paar Tropfen aus meiner Pipettenflasche auf die Zunge träufele. Auch Johanniskrautöl stärkt die Nerven und hellt die Stimmung auf. Dieses Öl kann man auch in der Apotheke oder im Reformhaus kaufen.

Diabetes

Anwender berichten, dass sie zu jeder Tasse Tee zehn Tropfen Stevia-Extrakt zu sich nehmen oder regelmäßig Stevia-Tee trinken, und dass ihnen dies hilft, den Blutzuckerspiegel zu normalisieren. Einige Zitate von Diabetikern finden Sie im Kapitel „Erfahrungsberichte von Anwendern“. Wenn Sie Ihre Ernährung entsprechend ausrichten und sich ausreichend bewegen, brauchen Sie mit der Zeit – nach Absprache mit Ihrem Arzt oder Heilpraktiker – oft entweder kein Insulin mehr, oder viel weniger als früher. Für Diabetiker und Menschen mit Unterzuckerung wirkt Stevia anregend und erhöht das Energieniveau und auch die mentale Aktivität (siehe auch „Stevia, das ideale Süßmittel für Diabetiker und zur Diabetes-Prophylaxe, Seite 99).

Erkältungen, Grippe

Stevia wirkt antibakteriell, enthält viel Vitamin C und Zink zur Stärkung unseres Immunsystems und stellt eine Hilfe zur Prophylaxe und Therapie von Erkältungen und Grippe dar. Anwender berichten, dass sie ihre chronische Nebenhöhlenvereiterung (Sinusitis) bei regelmäßigem Trinken von einem Gemisch aus Stevia- und Mate-Tee ausheilen konnten. Beim Anflug einer Erkältung sollte man Stevia-Extrakt langsam auf der Zunge zergehen lassen oder Tee aus Stevia-Blättern trinken.

Wer Halsschmerzen spürt, sollte mit Wasser mit Stevia-Extrakt oder Stevia-Tee gurgeln. Bei verstopfter Nase hat sich auch ein Dampfbad mit Stevia-Tee bewährt. Man beugt seinen Kopf über stark gebrauten Stevia-Tee und inhaliert den Dampf so heiß wie möglich, wobei man ein großes Badetuch über Kopf und Topf gelegt hat.

Haare

Stevia hat sich bei Schuppen, grauen Haaren und glanzlosem Haar bewährt. Man gibt in das Shampoo für die letzte Haarwäsche etwas Stevia-Extrakt oder Stevia-Pulver und lässt es eine Weile einwirken, bevor man es ausspült. Das Haar bekommt mehr Vitalität und Glanz. Bei regelmäßiger Anwendung soll das Ergrauen der Haare gestoppt und sogar rückgängig gemacht werden, das gleiche gilt für Haarausfall.

Eine Haarkur für trockenes und strapaziertes Haar: 2 Esslöffel Olivenöl mit 2 Eigelb und 2 Teelöffel grünes Stevia-Pulver oder Stevia-Extrakt auf Wasserbasis verrühren. Auf die Haare auftragen und 1 Stunde einwirken lassen (Handtuch umbinden). Gründlich mit sanftem Shampoo, z. B. Baby-Shampoo von Vichy (Apotheke), auswaschen. Diese Kur hilft auch bei brüchigen Haarspitzen!

Die Anwendung gegen Haarausfall kennen die Indianer Südamerikas schon seit Hunderten von Jahren. Wahrscheinlich sind für diese Wirkung die in der Stevia-Pflanze vorkommenden Flavonoide – bisher sind sieben identifiziert –, die eine östrogenähnliche Wirkung aufweisen und als Gegengewicht zum männlichen Hormon Testosteron wirken, verantwortlich (siehe auch „Stevia als Heilmittel in der Ethnomedizin“, Seite 96 und „Wechseljahrsbeschwerden“, Seite 164).

Haut, Kosmetik

Ganze Blätter sowie Pulver und Extrakte daraus haben sich bewährt, um die Haut weicher und straffer zu machen, ihren Tonus zu verbessern und Falten und Runzeln zu glätten. Weitere Informationen und Kosmetik-Rezepte zum Selbermachen finden Sie in Kapitel „Stevia als Kosmetikum und bei Hautproblemen", Seite 124. Die Firma „Papaya Vera" bietet eine Kosmetik- und Hautpflegeserie auf Stevia-Basis aus Australien an.

Hauterkrankungen

Stevia hat sich bei wunden Lippen, Herpes Simplex, Akne, Ekzemen, Schuppenflechte und Dermatitis (Hautentzündungen) bewährt. Siehe auch „Haut" sowie „Stevia als Kosmetikum und bei Hautproblemen", Seite 124. Es gibt auch fertige Kosmetikprodukte mit Stevia.

Insektenstiche

In Lateinamerika wird eine Mischung aus Ton und Stevia-Tee traditionell gegen Schmerzen, verursacht durch Insektenstiche, aufgetragen.

Herzprobleme

Stevia soll bei Herzschmerzen helfen und bei regelmäßiger Verwendung das Herz stärken. Als Herzstärkungsmittel wird Stevia seit Jahrhunderten von den Indianern Südamerikas verwendet. Eine Schweizer Firma empfiehlt Stevia-Tee bei Herzbeschwerden, da es den Kreislauf belebt und herzstärkend wirkt. Wissenschaftliche Untersuchungen hierzu liegen allerdings meines Wissens noch nicht vor.

Kopfschmerzen

Nach Auskunft eines Schweizer Herstellers soll Stevia auch bei Kopfschmerzen und Schwindelgefühl helfen. Erst mochte ich das nicht recht glauben, aber Freunde haben Stevia-Tee tatsächlich mit Erfolg bei Kopfschmerzen und Schwindel getrunken. Wahrscheinlich hängt diese Wirkung damit zusammen, dass Stevia-Tee sehr basisch wirkt, damit entsäuert und den Kreislauf sanft belebt. Bei Kopfschmerzen sollte auch überprüft werden, ob genug Wasser – am besten etwa 1,8 Liter am Tag – getrunken wird.

Leber

Die Indianer Südamerikas nutzen Stevia zur Stärkung der Leber und bei Krankheiten, welche die Leber betreffen.

Magen, Übelkeit

Stevia wird seit jeher von den Indianern Südamerikas als Magenmittel bei Übelkeit, Übersäuerung und Magenschmerzen zur Linderung dieser Beschwerden verwendet. Stevia beruhigt einen nervösen und gereizten Magen. Im Gegensatz zu Zucker greift Stevia nicht die empfindliche Magenschleimhaut an. Man kann Stevia-Tee trinken und als Alternative einige Tropfen Stevia-Extrakt, gewonnen aus der ganzen Pflanze, auf der Zunge zergehen lassen. Stevia hilft auch bei Übelkeit und Reisekrankheit, zum Beispiel beim Fliegen oder in den Bergen.

Nikotinsucht

Stevia soll bei regelmäßiger Verwendung den Wunsch nach Nikotin reduzieren und hilft dadurch, vom Rauchen loszukommen. Wissenschaftliche Studien wurden meines Wissens zu diesem Thema aber noch nicht durchgeführt.

Stimmungsschwankungen

Auch, wenn Stevia um ein Vielfaches süßer ist als Zucker, führt es nicht zu den durch Zuckerkonsum verursachten Gemütsschwankungen sowie Hyperaktivität, Konzentrationsschwäche, Lernstörungen und Einschlafstörungen – vor allem bei Kindern. Außerdem verursacht Stevia keine Abhängigkeit, wie bei Zuckerkonsum. Olga Fabuljan in ihrem Buch: „Das Süße prägt unser Glücksgefühl, deswegen ist es sinnvoll, die „gute" und die „böse" Süße unterscheiden zu lernen!" Für sie ist Stevia die Rettung im körperlichen, geistigen und seelischen Sinn.

Sucht

In der Literatur finden sich etliche Hinweise darauf, dass Stevia auch die Zucker- und Naschsucht sowie das Bedürfnis nach Junk Food und fettigen Speisen dämpft. Es wird empfohlen, vor dem Essen ein paar Tropfen Stevia-Flüssigextrakt einzunehmen, oder im Laufe des Tages einige Tassen Stevia-Tee zu trinken. Wissenschaftliche Belege liegen noch nicht vor.

Übergewicht

Nahrungsmittel, die Zucker enthalten, tragen viel zum weitverbreiteten Übergewicht bei. Viele dieser Nahrungsmittel enthalten auch noch zu viel Fett. Stevia stellt ein ideales Süßmittel dar für Übergewichtige und Menschen, die ihr Gewicht halten wollen.

Es hat all die positiven Eigenschaften von Süßstoffen – wie kalorienfrei, zahnschonend – ohne ihre gesundheitlichen Nachteile (siehe Kapitel „Künstliche Süßstoffe …“, Seite 55). Stevia kann zahlreichen Lebensmitteln zugesetzt werden, ohne die Adrenalindrüsen oder die Bauchspeicheldrüse anzuregen. Stevia hilft bei Hunger nach Kohlenhydraten oder Süßem, ohne den Blutzuckerspiegel zu beeinflussen oder zu Übergewicht zu führen. Man hat sogar festgestellt, dass Stevia den Appetit auf fette Speisen reduziert und generell den Appetit, auch bei Naschsucht, dämpft! Man nimmt an, dass das Glykosid in Stevia den Appetit-Mechanismus im Gehirn normalisiert und dadurch ein Gefühl von Befriedigung und Sättigung hervorruft. Gewichtsverlust und das Halten des Gewichtes wird mit Stevia viel leichter. Übergewicht ist auch die Hauptursache von Altersdiabetes (siehe „Stevia, das ideale Süßmittel …“, Seite 99).

Unterzuckerung

Um der gefährlichen „Zuckerschaukel“ zu entgehen, sollten die Betroffenen mehr komplexe Kohlenhydrate wie zum Beispiel Obst und Gemüse essen. Zusätzlich ist Stevia eine gute Möglichkeit, seinen Blutzuckerspiegel ausgeglichen zu halten. Stevia beeinflusst den Blutzuckerspiegel nicht, und befriedigt gleichzeitig den Appetit auf Süßes. Stevia, ein Genuss ohne Reue!

Verletzungen, Verbrennungen (siehe auch Stichwort „Wundheilung“)

Die Guarani- und Mato-Grosso-Indianer nutzen Stevia-Abkochungen oder ganze, angefeuchtete Blätter zur besseren Wundheilung. Verbrennungen heilen schneller und ohne Narbenbildung ab, wenn man sie mit angefeuchteten Stevia-Teebeuteln oder einem Wattebausch, getunkt in Stevia-Extrakt ohne Alkohol, betupft.

Verstopfung

Brasilianer und Paraguayaner benutzen Stevia, um die Verdauung anzukurbeln. Stevia hat eine lange Geschichte als Tonikum für unser Verdauungssystem. Für diese Wirkung sind die zahlreichen Mineralstoffe, das Öl, die Ballaststoffe und das Vitamin C in Stevia-Blättern verantwortlich. Wenn man unter Verstopfung leidet, sollte man Stevia-Blätter auskauen, einen Kaltwasser-Auszug machen oder Stevia-Tee trinken. Klinische Studien liegen allerdings nach meinen Informationen nicht vor.

Wechseljahrsbeschwerden

Die Indianer Südamerikas bezeichnen Stevia als „Medizin für Frauen" (Hernández) und setzen sie als Schmerzmittel bei Menstruationsbeschwerden und auch bei Wechseljahrsbeschwerden ein. Vermutlich spielen der Magnesiumgehalt (entkrampfend) und die Flavonoide eine Rolle. Flavonoide sind östrogenartig wirkende Pflanzensubstanzen, und bisher sind sieben davon in der Stevia-Pflanze identifiziert. Freundinnen, die Stevia-Tee bei den genannten Beschwerden tranken, berichteten von einer wesentlichen Verbesserung ihrer Beschwerden.

Wirbelsäule

Mehrmals habe ich in der Literatur Hinweise auf den günstigen Einfluss von Stevia auf die Wirbelsäule gefunden. Wissenschaftliche Studien liegen offenbar noch nicht dazu vor. Erklären könnte ich diese Wirkung durch den Mangan-Gehalt der Stevia-Pflanze. Mangan fördert die gesunde Bildung von Knorpelgewebe und damit die Beweglichkeit von Gelenken und beugt Bandscheibenproblemen vor.

Wohlgefühl, Liebe

Durch seine sanfte Anregung des Kreislaufs und seine basische Wirkung – siehe Stichwort „Azidose" – erzeugt Stevia-Tee im Körper ein Gefühl von Wohlbefinden. Stevia erfrischt und belebt. Durch die

Süße der Stevia-Pflanze fühlen wir uns genährt und befriedigt, und es ist so, als wenn wir ein kleines Stückchen Paradies auf der Zunge spüren. Ich empfinde es als angenehm, dass der süße Geschmack noch einige Minuten, manchmal auch länger, nachklingt und einen noch eine Weile begleitet.

Wenn ich Stevia-Tee trinke oder Speisen mit Stevia süße, empfinde ich oft ein Gefühl der Dankbarkeit dafür, dass die Natur uns mit der Stevia-Pflanze an die Süße des Lebens erinnert und dass auch ein Genuss ohne Reue – das heißt, ohne Sucht und Nebenwirkungen – möglich ist. „Süße" und „Liebe" sind assoziierte Begriffe, und mit dem Genuss von Stevia können wir uns daran erinnern, dass wir geliebt werden und liebenswert sind. Stevia erdet und zentriert uns. Mit diesem Bewusstsein fällt es uns dann auch leichter, die Kraft und den Mut für das Schaffen von liebevollen Beziehungen in der Arbeitswelt, der Schule, der Partnerschaft und der Familie zu entwickeln. „Die Göttlichkeit des Himmels wohnt als Liebe in unserem Herzen." (Maharishi Mahesh Yogi) Vielleicht sollte man die Anrede „Liebe/r Liebende!" allgemein einführen, um uns daran zu erinnern, wer wir wirklich sind. Unser Herzzentrum strahlt ständig die Schwingung bedingungsloser Liebe aus, ob wir uns dessen bewusst sind oder nicht. Mit dem authentischen Reiki steigern wir unsere Liebesfähigkeit vom Herzchakra aus.

Wundheilung

Die Indianer Paraguays verwenden Stevia traditionell zur Wundheilung, indem sie die Wunde mit einem Stevia-Sud beträufeln. Man kann die betroffene Stelle mit Stevia-Extrakt (ohne Alkohol) einpinseln. Stevia hat, wahrscheinlich aufgrund seines Chlorophyll-Gehaltes, eine antibakterielle Wirkung, die zum Beispiel bei der Behandlung von Streptokokkenbefall oder Zahnfleischentzündungen nachgewiesen wurde.

Zahnprobleme

Rattenversuche ergaben keine kariogene Aktivität von Stevia, im Gegensatz zu einer Diät mit 30 Prozent Sucrose. Stevia wirkt vorbeugend bei Karies, Parodontose und Zahnfleischentzündung, weil es vor allem durch sein Chlorophyll und das Vitamin C das Wachstum unerwünschter Bakterien im Mund und die Bildung von Zahnbelägen verhindert. In vielen Zahnprodukten in Brasilien und Japan findet sich Stevia. Man füllt seine Munddusche mit einer verdünnten Stevia-Lösung auf Wasser- oder Alkoholbasis. Ein Rezept für eine Stevia-Zahncreme zum Selbermachen finden Sie unter „Stevia – eine Hilfe bei Zahnproblemen" Seite 121.

Es gibt mittlerweile auch fertige Zahncremes auf Steviabasis zu kaufen zum Beispiel bei der Firma MedHerbs.

7. Anhang

Organisationen zur Förderung von Stevia

Freestevia: freestevia.de. Informationen über Aktuelles, Rezepte, Anbau, Produkte, Verkehrsfähigkeit, Bücher, Presse und Links.

Prostevia: freestevia.de. Unter „Stevia, das gesunde natürliche Süßen!" informiert die Initiative zum Beispiel über Botanik, rechtliche Lage usw. mit Links zu den entsprechenden Seiten.

European Stevia Center (ESC), wissenschaftliche Plattform an der Universität in Leuven, Belgien: bio.kuleuven.be/biofys/ESC/German/ESC.htm

EUSTAS/European Stevia Association. Professionelle Lobby für Stevia. EUSTAS hat bereits einen Antrag für Stevia-Blätter und einen zweiten für die süßen Inhaltsstoffe (Steviol Glycoside) eingereicht, Kurzfassungen der Anträge auch unter Freestevia, s. o.

Steviazone: steviazone.org ist eine US-amerikanische Initiative. Es finden sich Informationen über die rechtliche Lage in den USA sowie Stevia bei Gesundheitsproblemen wie Candida albicans, Osteoporose, Bluthochdruck, Krebs, Herzkrankheiten usw.

Die Autorin

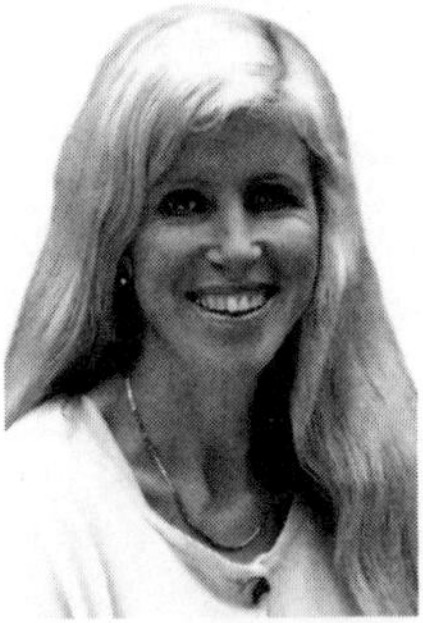

Die Autorin wurde im Januar 1954 als Wassermannfrau mit Aszendenten Schütze geboren. Nach ihrem Abitur studierte sie Sozialwissenschaften und schloss ihr Studium als Diplom-Politologin ab. Einige Jahre arbeitete sie als Public-Relations-Managerin für die größte Jugendaustauschorganisation Deutschlands, bevor sie sich entschloss, etwas über biologischen Land- und Gartenbau zu lernen. Zehn Jahre hintereinander besuchte sie jeweils für einige Wochen die Findhorn-Gemeinschaft in Schottland, wo sie im Garten mitarbeitete, Seminare besuchte und viele ganzheitliche Heilmethoden wie das authentische Reiki kennen lernte. Anderthalb Jahre lernte sie auf dem bio-dynamischen Hof von Baldur Springmann, dem bekanntesten Öko-Bauer Deutschlands, und im Schulungszentrum für naturgemäßen Land- und Gartenbau in Hamburg-Poppenbüttel. Danach leitete sie die ersten Umweltkurse an der Hamburger Volkshochschule zu Themen wie Umweltschutz, Hügelbeetbau, biologisches Gärtnern und „Modelle einer Welt von morgen“ mit Vorstellung ökologisch und spirituell orientierter Gemeinschaften. Über diese Themen schreibt sie seit Mitte der siebziger Jahre auch Artikel in Zeitschriften wie „Szene Hamburg“, „Hamburger Abendblatt“ und „Esotera“.

Seit mehr als zwanzig Jahren beschäftigt sich Barbara Simonsohn intensiv mit dem Thema Ernährung. Von der Naturheilärztin Dr. Renate Collier ließ sie sich als Azidose-Seminarleiterin und Fastenleiterin ausbilden. Sie stellte ihre Ernährung erst auf vegetarische Vollwertkost, dann auf vegane Rohkost nach den Prinzipien der natürlichen

Gesundheitslehre um, die u.a. von Marilyn und Harvey Diamond vertreten werden.

Nachdem sie einige Jahre an der Hamburger Universität als Wissenschaftliche Assistentin gearbeitet hatte, schloss Barbara Simonsohn 1984 ihre Ausbildung als Lehrerin für das authentische Reiki bei Dr. Barbara Ray in den USA ab. Seither gibt sie bundesweit und in Österreich, den USA, der Schweiz und den Kanarischen Inseln Vorträge und Seminare zum Erlernen dieser einfachen und wirksamen Technik für Tiefenentspannung, Stressabbau, Stärkung des Immunsystems und Persönlichkeitsentwicklung in allen 7 Graden einschließlich der Lehrerausbildung.

1988 kam Barbara Simonsohns erstes Kind Michael und 1994 ihr zweites Kind Freya zur Welt. Mit ihren Kindern lebt sie in Hamburg, in einer Wohnung mit großem Garten, in dem sie nicht nur Blumen gepflanzt hat, sondern auch Gemüse und Obst biologisch anbaut, darunter auch Bergpapayas, Kakis und neuerdings Stevia-Pflanzen.

Barbara Simonsohn gibt nicht nur Seminare über das authentische Reiki, Azidose-Therapie, „Die Fünf ‚Tibeter'" und Yoga, sondern schreibt über diese Themen in zahlreichen Zeitschriften wie „Körper, Geist und Seele Hamburg", „Bio", „Natur & heilen", „Esotera", „Wegweiser", „Erfahrungsheilkunde", „Reiki-Magazin" und „Natur".

Informationen über die aktuellen Projekte mit Barbara Simonsohn, die aktuellen Veranstaltungen mit ihr und ihre neuesten Artikel finden Sie im Internet.

Vorträge und Seminare mit Barbara Simonsohn:

„Das authentische Reiki" (auch Behandlungen, Fernbehandlungen, Kinder- und Tiereinstimmungen) · „Azidose – fit durch Entsäuerung" (auch Behandlungen) · „Die Fünf ‚Tibeter'" (auch Einzelberatung) und Yoga.

Bücher von Barbara Simonsohn by Windpferd:

„Papaya – Heilen mit der Wunderfrucht", Windpferd, 1998; „Die sagenhafte Heilkraft der Ananas", Windpferd, 1998; „Gerstengrassaft, Verjüngungs-elixier und naturgesunder Power-Drink", Windpferd, 1999.

Weitere Bücher von Barbara Simonsohn:

„Die fünf ‚Tibeter' mit Kindern", Integral Verlag, 1995; „Erfahrungen mit den fünf 'Tibetern'", Hrsg. Wolfgang und Brigitte Gillessen (Ko-Autorin), Integral-Verlag, 1997; „Das authentische Reiki. Grundlagen und praktische Anwendung", Goldmann, 2001; „Reiki für Fortgeschrittene", Goldmann 2005; „Die Heilkraft der Afa-Alge", München 2000; „Hyperaktivität – warum Ritalin keine Lösung ist. Gesunde Strategien, die wirklich helfen", Goldmann, München 2001; „Gesundes Leben mit Ananas", Laranto-Verlag, Tamins, Schweiz 2004; „Heilkraft aus den Tropen – die süße Medizin exotischer Früchte", Integral, 2008; „Reiki", Ansata Basics, 2009, „Reiki für Fortgeschrittene", Goldmann 2005, „Reiki", Ansata 2009, „Heilkraft aus den Tropen – die süße Medizin exotischer Früchte", Integral 2008.

Stevia-Forum: Bitte schicken Sie Erfahrungsberichte, Fotos und Rezepte an: Stevia-Forum
c/o Theo Hodapp
Holbeinstraße 26
22607 Hamburg
mit einer schriftlichen Genehmigung zur Veröffentlichung in einem Folgeband und in Artikeln für Gesundheitszeitschriften. Vielen Dank!

Ernährungs- und Lebensberatung durch die Autorin: Bitte schicken sie mir einen Brief mit Ihrer Telefon Nummer und 35 Euro für eine halbe Stunde, 60 Euro für eine Stunde Beratung vor Ort (Hamburg) oder telefonisch. Ich rufe Sie dann zurück, damit wir einen Termin absprechen können. Vielen Dank! Meine Adresse: Barbara Simonsohn
Holbeinstraße 26
22607 Hamburg.

Auskunft über Reiki-Seminare und Behandlungen sowie Yogaseminare:

E-Mail: basim@barbara-simonsohn.de
Fax: 040-893497
Tel.: 040-895338

Literaturverzeichnis

Forschungsberichte

Abe, Kimiaki und Sonobe, „Use of stevioside in the food industry", New Food Ind., 19, 1977

Alton, R.G., „Adverse reactions to aspartame: double-blind challenge in patients from a vulnerable population", in: Biol. Psychiatry. Bd. 34, S. 13-17. PMID 8373935

Bertoni, Dr. Moises A., „Review of Agronomy and Applied Sciences", Bulletin of the Agriculture of La Asuncion de Paraguay, Vol. II, Num. 1, 1899

Bertoni, Dr. Moises A., „Stevia rebaudiana Bertoni – Stevina and Rebaudiana, New Sweetening Substances", Anales Cientificos Paraguayos, Num. 2, 1913

Bracht, Ana M., Kemmelmeier, Fumi S. und Adelar Bracht, „Effect of Stevia rebaudiana Natural Products on Cellular and Sub-Cellular Metabolien", Arg. Biol. Tecnol. 28, 1985

Bridges, B.A. u. a., „Summary report on the performance of bacterial mutation assays", in de Serres, F.J. und Ashby, J., „Evaluation of Short-Term Tests for Carcinogens. Report of the International Cottaborative Program", 1981

Brusick, D.J., „A critical review of the genetic toxicity of steviol and steviol glycosides", Food and Chemical Toxicology (2008), 10.1016/j.fct.2008.05.002

Duke, James, A., „Phytochemical Constituents of GRAS Herbs and Other Economic Plants", CRC Press, Boca Raton, o. J.

European Commission, Scientific Committee on Food, „Opinion on Stevia Rebaudiana Bertoni plants and leaves", 17.Juni 1999, http://www.europa.eu.int/comm/dg24/health/sc/scf/index_en.html

FDA U.S. Food and Drug Administration, Info über Steviol Glykoside und den GRAS-Status unter http://google2.fda.gov/search?q=Steviol+Glycoside+&client=FDAgov&sute=FDAgov..

Food Standards, Australia/New Zealand, „Final Assessment Report Application A540, Steviol Glycosides as Intense Sweeteners", August 2008, http://foodstandards.gov.au/standardsdevelopment/

Fujita, Hideo, „Safety and Utilization of Stevia Sweetener", Ikedfa Tohka Ind. Co., 1979

Geuns, J.M.C, 2002. Safety evaluation of Steiva and stevioside. In: Atta-ur-Rahman (Ed), Studies in Natural Products Chemistry, vol. 27: Bioactive Natural Products (Part H), Elsevier, Amsterdam, pp. 299-319

Geuns, J.M.C. u. a., „Metabolism of stevioside in pigs and intestinal absorption characteristics of stevioside, rebaudioside A and steviol.“, Food Chem. Toxicol. 41, 1599-1607, 2003

Geuns, J.M.C. u. Buyse, Johan G., „The Safety of Steioside“, KULeuven, April 2004, www.euprint.be, info@euprint.be

Geuns, Jan M.C. „Steviol glycosides: technical and pharmacological aspects“, KULeuven, Juni 2008, www.euprint.be, info@euprint.be

Geuns, J.M.C., „Stevia in Europe“, KULeuven, Juli 2009, www.euprint.be, info@euprint.be

JEFCA, 2007, „Steviol glycosides“ (http://www.fao.org/ag/agn/jecfa-additives/specs/monograph4/additive-442-m4.pdf)

Kienle, U., „Einfluss von Bewässerung und Schnittfolge auf den Ertrag von *Stevia rebaudiana* in Südspanien. 1993. Göttinger Beiträge zur Land- und Forstwirtschaft in den Tropen und Subtropen, 84, Göttingen

III Seminario Brasileiro Sobre, „Stevia rebaudiana Bertoni“, Campinas, 3 e 4/VII/ 86

Kinghorn, Prof. A. Douglas, „Stevia rebaudiana leaves – Food Ingredient Safety Review“, University of Illinois at Chicago, Chicago, 1992

Klongpanichpak, S. u. a., „Lack of mutagenicity of stevioside and steviol in Salmonella typhimurium TA 98 and TA 100. J.Med.Assoc. Thai, S121-S128, 1997

Kogyo, Shokuhin, „Safety of Dried – Leaves Extracts of Toxicological Test“, Tama Biochemical Co., Tokyo, 1975

Koyama, E., u. a., „In vitro metabolism of the glycosidic sweeteners, stevia, stevia mixture and enzymatically modified stevia in human intestinal microflora. Food Chem. Toxicol. 41, 359-374, 2003

Kobylewski, Sarah und Eckhert, Curtis D., „Toxicology of Rebaudioside A: A Review“, University of California, Los Angeles, Department of Environmental Health Sciences and Molecular Toxicology, 2008.

Lankes, C., Pude, R., „Zur Anzucht von Stevia-Pflanzen“, „Gemüse“, 2007, 3, 23-26

Lavielle, M. Pomaret und R., „The sweet-tasting principle of Kaa-he-e“, Thomas I. Lipton Company, England, o. J.

Lee, Lee, Park, Kim und Tchai, „A Study of the Safety of Stevioside as a New Sweetening Source“, Seoul National University, Seoul, 1979

Maki, K.C., u. a., „Chronic consumption of rebaudioside A, a steviol glycoside, in men and women with type 2 diabetes mellitus“, Food and Chemical Toxicology (2008 b), 10.1016/j.fct.2008.05.007

Martelli, A. und C. Frattini, „Unusual Essential Oils with Aromatic Properties–I. Volatile Component of Stevia rebaudiana Bertoni“, Laboratorio R. M. N., Torino, Italien, 1985

Metivier, Jacques und Ana Maria Viana, „The Effect of Long and Short

Day Length upon the Growth of Whole Plants and the Level of Soluble Proteins, Sugars and Stevioside in Leaves of Stevia rebaudiana Bert.", Universidade de Campiunas, Campinas, Sao Paulo, März 1979

Nakayama, Kunio, Kasahara, Daigo und Fumihiro Yamamoto, „Absorption, Distribution, Metabolism and Excretion of Stevioside in Rats", Omiya Research Laboratory, Omiya, Japan, 25. März 1985

Nunes. A.P.M, u. a., „Analysis of genotoxic potentiality of stevioside by comet assay", 2007, Food Chem. Toxicol. 45, 662-666

Perkin, J.E. und J.A. Anderson, „Food Allergies and Adverse Reactions", S. 129 ff, 1990, Jones & Bartlett Publications

Pezzuto, J., u. a., „Metabolically Activated steviol, the aglycone of stevioside is mutagenic." Proc. Natl. Acad. Sci. USA 82, 2478-2482, 1985

Pezzuto, John M., Compadre, Cesar M., Swanson, Steven M. and Thomas M. Guenthner, „Characteriation of bacterial mutagenicity mediated by 13-hydroxy-ent-kaurenoic acid (steviol) and several structurally-related derivatives and evaluation of potential to induce glutathione S-transferase in mice", Elsevier Science Publishers B.V., 1986

Procinska, Emily, Bridges, Bryn A. und James Hanson, „Interpretation of results with the 8-azaguanine resistance system in Salmonella typhimurium: no evidence for direct acting mutagenesis by 15-oxosteviol, a possible metabolite of steviol", University of Sussex, UK, 1991

Pude, R., „Stevia-Anbau lohnt sich." Gemüse, 2005, 10, 27-28

Shock, Clinton C., „Experimental Cultivation of Rebaudi's Stevia in California", University of California, No. 122, April 1982

Shubik, Philippe, „Toxicological Review of Stevia rebaudiana", Green College, University of Oxford, o. J.

Soejarto, Djaja D. und Cesar M. Compadre, „Ethnobotanical Notes on Stevia", Botanical Museum, Harvard University, CA, 1983

Sumida, Tetsuya, „Studies on Stevia rebaudiana Bertoni as a New Possible Crop for Sweetening Resource in Japan", J. Cent. Agric. Exp. 31, 1-71, 1980

Suttajit, Maitree, Vinitketkaumnuen, Usanee, Meevatee, Umnat und Duang Buddhasukh. „Mutagenicity and Human Chromosomal Effect of Stevioside, a Sweetener from Stevia rebaudiana Bertoni", Environmental Health Perspectives Supplements, Vol. 101, 1993

Toyoda, K., Matsui, H., u. a., „Food and Chemical Toxicology", 1997, 35, 597-603

Tucker, L, Momeni, S. u. Ruby, J., University of Alabama, „Quantitative microbiological study of human carious dentine by culture and real-time PCR: association of anaerobes with histopathological changes in chronic pulpitis", J. Clin. Microbiol. 40(5) 1698-704

Wheeler, A. u.a., „Pharmacokinetics of rebaudioside A and stevioside after single oral doses in healthy men“, Food and Chemical Toxicology, 10.1016/j.fct.2008 04.041
WHO Technical Report Series 947, „Evaluation of Certain Food Additives and Contaminants“, 2007, pg. 50 ff
WHO Joint FAO/WHO Expert Committee on Food Additives, „Summary and Conclusions“, v. 4.8.2008, pg. 3
Yodyingyuad, V. Bunyawong, S., „Human Reproduction“, 1991, 6 (1), 158-165
Xili, Chengjiany, Eryi, Reiming, Yuengming, Haodong und Zhiyan, „Chronic Oral Toxicity and Carcinogenicity Study of Stevioside in Rats“, Pergamon Press Ltd., Great Britain, Vol. 30, 1992

Zeitungen und Zeitschriften

„Steppa, A Sweetsimple Story“, Hrsg. STEPAJA bvba, Veldstraat 29, 9080 Lochristi, Belgien
Aktuelle Rundschau, „Anbau von Ká a hé ê“, Paraguay, 10.10.1970
Aktuelle Rundschau, „Der Anbau von Ká a hé ê“, Paraguay, 29.2.1996
Aktuelle Rundschau, „Ká a hé ê oder Süßkraut“, Paraguay, 30.6.1997
Berliner Zeitung, Lucian Haas, „Der Wunderzucker aus Paraguay“, http://berlinonline.de/berliner-zeitung/archiv/.bin/dump.fcgi/2005/0106/wissenschaft/0156/i...
Bio, Barbara Simonsohn, „Stevia – endlich süßen ohne Reue“, 6/1999
Comed, Barbara Simonsohn, „Stevia – nicht verkaufsfähig in der Europäischen Union?“, 5/2001
Cosmos, Hans Heinrich Vogt, „Monellin – Süßstoff durch Hefe“, Heft 9/97
Esotera, Barbara Simonsohn, „Stevia statt Zucker: Die süße Alternative“, 1/2000
Esotera, „Stevia unter Beschuss“, 7/2000
Focus „Stevia“ vom 11.1.2010
Food and Chemical Toxicology, Volume 46 (2008), Supplement 7S
Forum, Barbara Simonsohn, „Stevia – zuckersüß und doch gesund“, Jan.-März 2000
Freundin, „Süßer Fitmacher. Die Steviapflanze, besser als ihr Ruf“, 12.4.2000
Funk-Uhr-Magazin, „Süßstoffe: Was essen wir da eigentlich?“, 25.2.1994
Gesundheitsberater, Cornelia Hoicke, „Stevia – raffinierte Süße“, 4/2000
Guter Rat, „Die süße Frucht des Verbotenen“, Sept.2009, auch unter www.MedHerbs.de. Kommentar von Peter Grosser, der in diesem

Artikel zitiert wird: „Entgegen dieser Darstellung ist Stevia rebaudiana nicht verboten und wird von MedHerbs nicht als Dekoration in den Verkehr gebracht."
Hamburger Abendblatt, „Zuckersüß auf eigene Gefahr- Südamerikanische Pflanze als Ersatzstoff noch nicht zugelassen", 27.11.2009
Herb Research Foundation, Rob McCaleb, „Stevia Leaf – Too Good To Be Legal?"
Jungconsult do Brasil, „Stevia, Natur Pflanzen", Bom Retiro, 1987
Magazin, Barbara Simonsohn, „Stevia – süßer als Zucker und auch noch gesund!", 2/2000
Max von Pettenhofer Institut, Rolf Großklaus, „Süßstoffe und Zuckeraustauschstoffe: Entwicklung und gesundheitliche Bewertung", Berlin, Heft 2, 1992
Mensch & Sein, Barbara Simonsohn, „Stevia – das Geheimnis des Honigblattes", 2/2000
Mowrey, Daniel., „Life With Stevia: How Sweet It Is!", http://www.heathfree.com
Mowrey, Dr., „Stevia Herb", http://www.heathfree.com
Myself, Die Stevia-Rebellen, 10/2009
Natur & heilen, „Stevia – ein verbotener Süßstoff macht Karriere!", 2/09; Leserbrief von Barbara Simonsohn „Stevia: in der Schweiz und den USA bereits käuflich", N&H5/2009; „Frankreich hat Stevia zugelassen", N&H 1/2010
New Age Journal, „Sinfully Sweet?", Januar 1996
Oddone, Blas, „Background, Toxicology, Medicinal and Culinary Application"
Pressetext „Steit um Natursüßstoff Stevia: „EU-Kommission korrupt – UN-Expertengremium attestiert Unbedenklichkeit der pflanzlichen Substanz" http://pressetext.de/news/080829033/streit-um-natursuess stoff-stevia-eu-kommission-korrupt/
Raum & Zeit, Barbara Simonsohn, „Stevia – süßer als Zucker und so gesund!", Nr. 103/2000
Rhein-Main-Presse, „Vom Bedürfnis, das Leben zu versüßen", Wiesbaden, 20.11.1998
Schrot & Korn, Peter Guttin, „Schlafende Hunde geweckt: Verbot für Stevia", spezial April 2000
Schrot & Korn, Leo Frühschütz, „Stevia – verboten süß!", 5/2000
Science, „Contraceptive Properties of Stevia rebaudiana", No. 3857, 29.11.1968
Stuttgarter Zeitung, „Pflanze 200-mal süßer als Zucker", Stuttgart, 13.04.1988
Süddeutsche Zeitung „Super-Zucker – EU prüft Zulassung des kalorien-

armen Natursüßstoffs Steviol“ v. 22.9.2009
Tomorrow's Medicine Today, „A Natural Sweetener That's Also Calorie-Free“
Welt, „Lebensmittel. Coca-Cola testet Kraut als Zuckerersatz“, 25.11.2008, Text unter http://www.welt.de/wirtschaft/article1083396/Coca_Cola_testet_Kraut_als_Zuckerersatz.html
Verbraucherschutz-Einzelhandel, Monika Hermeling „Stevia in der Schweiz erlaubt – Markteinführung in Europa geplant“, 8.9.2008, Informationen von Prof. Dr. Thomas Jungbluth und Dr. Udo Kienle von der Universität Hohenheim, Fakultät Agrarwissenschaften, über Stevia und den aktuellen Entwicklungsstand.
Wiesbadener Kurier, „Steppa.Pflanze soll Zuckerrübe ersetzen“, Wiesbaden, 12.10.1998
ZEIT, „Das große Süßen“ nachzulesen unter http://www.zeit.de/2008/47/DOS-Stevia (gute Dokumentation) vom 17.11.2008
ZEIT „Wir sind stolz auf unser Pflänzchen“, Interview mit dem Präsidenten der Stevia-Kammer Paraguays, http://www.zeit.de/2008/47/Stevia-Interview vom 17.11.2008

Stevia-Bücher

Bonvie, Linda and Donna Gates, „The Stevia Story“, B. E. D., Atlanta, Georgia, 1997
DePuydt, Rita, „Baking with Stevia – Recipes for the Sweet Leaf“, Sun Coast Enterprises, Oak View, CA, 1997
Elkins, Rita, „Stevia – Nature's Sweetener“, Woodland Publishing, Pleasant Grove, 1997
Fabuljan, Olga, „Was hält und jung? Stevia, Soja & Dinkel“, Fabuljan Enterprises, Füssen, 2005
Freitag, Elke, „Schlank, vital und gesund mit Stevia, Pu-Erh und Kombucha“, Verlag Simon & Wahl, Egweil, 2000
Fronek, Heidrun, „Natürlich süßen mit Stevia“, Südwest-Verlag, München, 1999
Fronek, Heidrun und Grosser, Peter, „No Sugar? Stevia!“, Südwest Verlag, München, 2000
Fronek, Heidrun, „Natürlich süßen mit Stevia“, Südwest Verlag, München, 1999
Goettemoeller, Jeffrey, „Stevia – Das Rezeptbuch“, Hans Nietsch Verlag, Freiburg, 2005
Hochenegg, Dr. med. Leonhard, „Tropische Pflanzen heilen auch Dich“, Eigenverlag, o.J., unter hochenegg.com
Mayer, Monika, „Stevia – natürlich süßen ohne Kalorien“, Midena Verlag,

Weltbild Verlag, 2000
Richard, David, „Stevia rebaudiana – Nature's Sweet Secret", Blue Heron Press, Bloomingdale, Illinois, 1996
Richard, David, „Stevia rebaudiana. Das süße Geheimnis der Natur", Verlag Tenum Management AG, Liestal, 1998
Speck, Brigitte, „Stevia – Süßen mit dem Wunderkraut", Hädecke Verlag, Weiö der Stadt, 3. Aufl. 2007
Speck, Brigitte, „Natürlich einmachen mit Stevia", Fona Verlag, Lenzburg, Schweiz, 2006
Wagner, H., „The Sweet Principles of Stevia rebaudiana", Academy Press, London, New York, Sydney, 1985
Wollnik, George, „Stevia rebaudiana – Sweeter than Sugar!", Wollnik, Brisbane, Australien, 1997

Sonstige Gesundheitsbücher

Anemueller, Dr. med. Helmut, „Gesund leben – aber wie? Anleitung für eine gesundheitsbewußte Lebensführung", Hippokrates-Verlag, Stuttgart, 1984
Batmanghelidj, Faridun, „Wasser – die gesunde Lösung: Ein Umlernbuch", Verlag f. Angewandte Kinesiologie, 1996
Baur, Eva Gesine, „Süße Gelüste – Wie die Stimmung uns beim Essen beeinflusst", Hirzel-Verlag, Stuttgart, 1997
Binder, Franz und Wahler, Josef, „Zucker – der süße Verführer", VAK Verlag, Kirchzarten, 3. Aufl. 2009
Bruker, Dr. med. M. O. und Ilse Gutjahr, „Zucker, Zucker – Krank durch Fabrikzucker", emu-Verlag, Lahnstein, 2. Aufl., 1995
Bruker, Dr. med. M. O., „Unsere Nahrung, unser Schicksal", emu-Verlag, Lahnstein, 29. Aufl., 1997
Burgerstein, Dr. jur. Lothar, „Burgersteins Handbuch Nährstoffe – Prävention und Therapie", Haug-Verlag, 8. Aufl., 1997
Cousens, Gabriel, „Ganzheitliche Ernährung und ihre spirituelle Dimension", Maurer-Verlag, Frankfurt, 1986
Diamond, Harvey und Marilyn, „Fit fürs Leben – Fit for Life 2", Goldmann-Verlag, München, 1992
Dufty, Wiliam, „Zucker Blues – Suchtstoff Zucker", Zweitausendeins, Frankfurt, 2. Aufl., 1996
Frähm, Davis und Anne, „Healthy Habits – 20 Simple Ways to improve your Health", Pinon Press, Colorado Springs, CO, 1998
Franke, Wolfgang, „Nutzpflanzenkunde. Nutzbare Gewächse der gemäßigten Breiten, Subtropen und Tropen", 6. Überarbeitete und

erweiterte Auflage, Thieme-Verlag, Stuttgart, 1992
Glagau, Dr. Kristian und Dr. med. Gerhard Ohlenschläger, „Vitalstoffe – Bausteine der Gesundheit. Wissenswertes über die Orthomolekulare Medizin.", Karl F. Haug-Verlag, Heidelberg 1994
Heiß, Erich, „Wildgemüse und Wildfrüchte – Eine wertvolle Ergänzung und Aufwertung unserer heutigen Nahrung", Lebenskunde-Verlag, Düsseldorf, 4. Aufl., o. J.
Hochenegg, Leonhard und Hochenegg, Fatima, „Morus Indica" (Noni-Frucht), Eigenverlag, o.J., unter info@hochenegg.com
Kirkland, James, „Cooking with Stevia – The Natural Choice", Morris Press, Kearney, NE, 1998
Klammrodt, Friedrich, „Unkonzentriert, aggressiv, überaktiv. Ein Problem der Erziehung oder der Ernährung?", Verlag Grundlagen und Praxis, Wissenschaftlicher Autorenverlag, Leer 2003
Konz, Franz, „Der große Gesundheitskonz", Universitas Verlag in F.A. Herbig Verlagsbuchhandlung GmbH, München, 3. Aufl., 1998
Meyer, Marianne E., „Spirulina – Das blaugrüne Wunder", Windpferd-Verlag, Aitrang, 1998
Nabors und Gelardi, „Alternative Sweeteners", 2. Aufl., Book News Inc., Portland, 1991
Nieper, Dr. Hans, „Revolution in Medizin und Gesundheit, Schutztherapie und Diät", MIT-Verlag, Oldenburg, ergänzte Neuauflage, 1994
Nobuo Shioya, „Der Jungebrunnen des Dr. Shioya", Koha-TB, Burgrain 2008
Oberbeil, Klaus, „Fit durch gesunde Ernährung", Südwest-Verlag, München, 6. Aufl., 1996
Pollmer, Udo und Eva Kapfelsperger, „Iss und stirb – Chemie in unserer Nahrung", Kiepenheuer & Witsch, Köln, 5. Aufl., 1997
Pollmer, Udo, Fock, Andrea, Gonder, Ulrike und Haug, Karin, „Prost Mahlzeit! – Krank durch gesunde Ernährung", Kiepenheuer & Witsch, Köln, 4. Aufl., 1997
Pudel, Volker „Ketchup, Big Mac, Gummibärchen. Essen im Schlaraffenland", Quadriga-Verlag, Weinheim, Berlin, 1995
Sharamon,Shalila und Baginski, Bodo J., „Die Schisandra-Beere", Windpferd-Verlag, Aitrang 2009
Simonsohn, Barbara, „Reiki", Ansata Basics, 2005
Simonsohn, Barbara, „Das authentische Reiki – Wirksame Hilfe gegen die körperlichen und seelischen Probleme der heutigen Zeit", Goldmann 2001
Simonsohn, Barbara, „Die Fünf 'Tibeter'" mit Kindern – Gesundsein darf Spaß machen!", Integral-Verlag, Wessobrunn, 1995
Simonsohn, Barbara, „Heilkraft aus den Tropen – die süße Medizin

exotischer Früchte", Integral-Verlag, 2008
Simonsohn, Barbara, „Die sagenhafte Heilkraft der Ananas – Ein ganzheitliches Gesundheits-Handbuch", Windpferd-Verlag, Aitrang, 1998
Simonsohn, Barbara, „Gerstengrassaft – Verjüngungselixier und naturgesunder Power-Drink", Windpferd-Verlag, Aitrang, 1999
Simonsohn, Barbara, „Papaya – Heilen mit der Wunderfrucht", Windpferd-Verlag, Aitrang, 1998
Simonsohn, Barbara, „Die Heilkraft der Afa-Alge", 6. Aufl., München 2000
Simonsohn, Barbara, „Heilkraft aus den Tropen – Die süße Medizin exotischer Früchte", Integral Verlag, München, 2008
Simonsohn, Barbara, „Hyperaktivität – warum Ritalin keine Lösung ist. Gesunde Strategien, die wirklich helfen", Goldmann, München 2001
Simonsohn, Barbara, „Reiki für Fortgeschrittene", Goldmann, München 2. Aufl., 2005
Simonsohn, Barbara, „Reiki", Ansata Verlag, München, 2. Aufl., 2009
Spiller, Wolfgang, „Dein Darm, Wurzel der Lebenskraft", Waldthausen-Verlag, 2. Auflage, Ritterhude, 1994
Steward, H. Leighton, Bethea, Morrison C., Andrews, Sam S. und Balart, Luis A., „Zucker-Knacker – Das Ernährungskonzept der Zukunft", Goldmann-Verlag, München, 1999
Steward, H. Leighton, Bethea, Morrison C., Andrews, Sam S. und Balart, Luis A., „Der neue Zucker-Knacker – Das Ernährungskonzept der Zukunft", Goldmann Verlag, München, 2. Aufl., 2004
Vogel, A., „Der kleine Doktor, hilfreiche Ratschläge für die Gesundheit", Verlag A. Vogel, Teufen, 68. Aufl., 1999
Walker, Norman, „Strahlende Gesundheit", Waldthausen Verlag, Ritterhude, 3. Aufl., 1993
Walsch, Neale Donald, „Gespräche mit Gott Band I" und „Gespräche mit Gott Band II", Goldmann-Verlag, München, 1997 Gespräche mit Gott Band III 1999
Wandmaker, Helmut, „Willst Du gesund sein? Vergiß den Kochtopf!", Goldmann Verlag, München, 6. Aufl., 1992
Westendorf, Johannes, und Mettlich, Cornelia, „Noni – Morinda citrifolia.", Eigenverlag unter nonibuch@gmx.de, Hamburg 2009.
Yudkin, John, „Süß aber gefährlich", bioverlag gesundleben, Hopferau, 2. Aufl., o. J.
Zittlau, Jörg und Norbert Kriegisch, „Das große Buch der gesunden Ernährung. Die besten Lebensmittel für Gesundheit, Vitalität, Fitness und Schönheit.", Südwest Verlag, München 1997

Anmerkungen

[1] (vgl. „Steppa, A Sweetsimple Story", Hrsg. STEPAJA bvba, Veldstraat 29, 9080 Lochristi, Belgien, Tel. und Fax 0032-9-3568051. Auch in englisch und deutsch)

[2] (Hagers Handbuch, 5. Aufl., Band 1, 1994, S. 788)

[3] (vgl. Heinz Brücher, „Paraguays 'Süßstoff'-Pflanze Stevia rebaudiana", in: Naturwissenschaftliche Rundschau, 27. Jahrgang 1974, Hefte 1 bis 12, Hrsg. Wissenschaftliche Verlagsgesellschaft MBH Stuttgart, Seite 231-233)

[4] (vgl. Artikel „Schon Bertoni war gegen Brandrodung" aus der „Aktuellen Rundschau" vom 28. Februar 1988)

[5] (vgl. Wolfgang Franke, „Nutzpflanzenkunde. Nutzbare Gewächse der gemäßigten Breiten, Subtropen und Tropen", 6. Überarbeitete und erweiterte Auflage, Thieme-Verlag, Stuttgart 1992, S. 351)

[6] (vgl. Franke, a. a. O.)

[7] (Quelle: Laboratorios Miracle S.R.L, Asuncion, Paraguay, „Informe Sobre Resultado de Analisis Pojha Hana No. 11 Herba Dulce – Té del Paraguay" vom 20. Juli 1985, und Pederson 1987, „Nutritional Herbology" S. 377, und James A. Duke, „Handbook of Phytochemical Constituents of GRAS Herbs and Other Economic Plants", CRC Press, London und Tokio, S. 578 und 579)

[8] (vgl. Hagers Handbuch, a. a. O., S. 789 und A. Martelli und C. Frattini, „Unusual Essential Oils with Aromatic Properties – I. Volatile Components of Stevia rebaudiana Bertoni", in: Flavour and Fraugance Journal, Vol. 1, 3-7 (1985))

[9] (vgl. Abe et al., „Use of Stevioside in the food industry", New Food Industry 1977, 19 (1), S. 67ff)

[10] (Yohei Hashimoto und Masataka Moriyasu, „High-performance liquid chromatographic determination of Stevia components on a hydrophilic packed column", in: Journal of Chromatography, 161 (1978), S. 403-405, Elsevier Scientific Publishing Company, Amsterdam, Niederlande)

[11] Interessant ist die Seite www.stevia.net, mit vielen praktischen Hinweisen.

[12] (Göttingen 1992, Institut für Pflanzenbau und Tierhygiene in den Tropen und Subtropen der Georg-August-Universität Göttingen, Kellerweg 6, 37077 Göttingen, ISBN 3-88452-740-1)

[13] (Internet c:eigene./peters/prof./Stevia/netnews/STV-EJ. Dr. Johnson hat die Telefon- und Faxnummer 001-404-719-2134, Adresse: P.O.Box 1356, Fayetteville, Georgia 30214, USA)

[14] (Pressekampagne der Europäischen Verbraucher-Zentrale in Kiel, 2000: www.evz.de/presse/lm_stevia)

[15] (Zum Qualitätssiegel: http://www.bio.kuleiuvemn.be/biofys/ESC/German/ESC und http://www.freestevia.de/).

[16] (Guarani Botanicals, Inc., 16 Rossi Ave., Pawcatuck, CT 06379-1327, USA, Fax 001-860-599-5886, E-Mail nyla @bellsouth.net)

[17] (vgl. anschaulich dazu Volker Pudel, „Ketchup, Big Mac, Gummibärchen. Essen im Schlaraffenland", Quadriga-Verlag, Weinheim, Berlin 1995, S. 22f)

[18] (Eva Gesine Baur, „Süße Gelüste. Wie die Stimmung uns beim Essen beeinflusst.", S. Hirzel Verlag, Stuttgart und Leipzig 1997, S. 99)

[19] (Norman Walker, „Strahlende Gesundheit", Waldthausen Verlag, 3. Aufl. 1993, S. 67)

[20] (vgl. Bruker, „Zucker, Zucker ...", a. a. O., S. 261)

[21] (William Dufty, „Zucker Blues. Suchtstoff Zucker", Zweitausendeins, Frankfurt am Main 1996, S. 125)

[22] (M.O. Bruker, „Unsere Nahrung, unser Schicksal", emu Verlag, Lahnstein 1986, S. 262. Vgl. auch ders., „Zucker, Zucker, krank durch Fabrikzucker", emu Verlag, Lahnstein 1991)

[23] (a. a. O., S. 400)

[24] (ebd., S. 401)

[25] (Otto Wolf, „Zucker – die süße Sucht. Zucker und Zuckergenuß; unbeachtete Auswirkungen." Beiträge für eine bewusste Lebensführung in Gesundheit und Krankheit, Nr. 151 der Schriftenreihe „Soziale Hygiene", Verein für Anthroposophisches Heilwesen", Rastatt 1996, Tel. 07052-2034, S. 19)

[26] (vgl. Bruker, „Zucker, Zucker ...", a. a. O., S. 132-133)

[27] (vgl. Helmut Wandmaker, „Willst Du gesund sein, vergiß den Kochtopf", Goldmann Verlag 1992, S. 439)

[28] (vgl. Otto Wolff, a. a. O., S. 17)

[29] (vgl. ebd., S. 503 ff)

[30] (bioverlag gesundleben, Hopferau o. J.)

[31] (Bruker, „Zucker, Zucker ....", a. a. O., S. 124)

[32] (vgl. Bruker, a. a. O., S. 135)

[33] (vgl. Bruker, „Zucker, Zucker ...", a. a. O., S. 76)

[34] (Arcados, Basel 1996)

[35] (Baur, a. a. O., S.99)

[36] („Die Welt" vom 14. 2. 1999: „Versteckter Zucker in gesunder Nahrung")

[37] („Bild der Frau" vom 8. 3. 1999)

[38] (ebd., vgl. auch das Buch von Heidrun Fronek, „Süßes ohne Reue", Südwest-Verlag. . Viele zuckerkritische Artikel finden Sie unter http://

www.ard.de/ratgeber/essen-trinken/Zucker/-/.../index.html.)

39 (Marilyn und Harvey Diamond, „Fit fürs Leben 2“, Goldmann-Verlag 1992, S. 457)

40 (Bruker, „Zucker, Zucker ...“, a. a. O., S. 82)

41 (Die Verbaucherinitiative e. V., a. a. O.)

42 (vgl. Wandmaker, „Willst Du gesund sein ...“, a. a. O., S. 527)

43 (Die Verbraucherinitiative e.V., „Gesunde Süße? Von Honig und anderen Dicksäften.“, Breite Str. 51, 53111 Bonn, Tel. 0228-726 33 93)

44 (Bruker, „Zucker, Zucker ...“, a. a. O., S. 86)

45 (vgl. Artikel „Die Tücken des süßen Lebens“ von Ute Spreyer, Berliner Zeitung vom 25. Juni 1997)

46 (M. O. Bruker, „Zucker, Zucker, krank durch Fabrikzucker“, a. a. O., S. 78)

47 („Süßstoffe, künstliche“, Microsoft ® Encarta ® 99 Enzyklopädie. © 1993-1998, Microsoft Corporation)

48 (Klaus Oberbeil, „Fit durch gesunde Ernährung“, Südwest-Verlag, München 1994, S. 187)

49 (vgl. „Süßstoffe, künstliche“, Microsoft® Encarta ® 99 Enzyklopädie. © 1993-1998, Microsoft Corporation)

50 (vgl. Oberbeil, a. a. O., S. 187)

51 (vgl. David und Anne Frähm, „Healthy Habits, 20 Simple Ways To Improve Your Health“, Penguin Putnam Inc., New York 1993, S. 119)

52 Kritische Informationen zu Aspartam: siehe http://www.holisticmed.com/aspartame oder E-Mail mgold@tiac.net oder http://www.aichi.li/aktuell/aspartam.aspx, mit wichtigen Links. Oder der Artikel „Der Süßstoff, der Experten sauer aufstößt“ unter http://www.konsuminfo.ch

53 (35 Inman St., Cambridge, MA 02139, USA, mgold@tiac.net)

54 (ACSN) (P.O.Box 780634, Dallas, Texas, USA, Tel. 001-214-352-4268, marystod@airmail.net) und „Mission Possible“ (9270 River Club Pkwy, Duluth, Georgia 30097, USA, Tel. 001-770-242-2599, bettyqpd.org)

55 (vgl. Faridun Batmanghelidj, „Wasser, die gesunde Lösung. Ein Umlernbuch“, VAK Verlag für Angewandte Kinesiologie GmbH, Freiburg 1997, S. 110)

56 (vgl. Frähm, a. a. O., S. 119)

57 (vgl. Ute Sprenger, a. a. O. und dieselbe, „Süßes Gift in Diätprodukten? Streit um Aspartam“, in Frankfurter Rundschau vom 23. Juli 1997)

58 (vgl. Ute Sprenger, „Süßes Gift ...?“, a. a. O.)

59 (Batmanghelidj, a. a. O., S. 109)

[60] (vgl. „Monellin, Süßstoff durch Hefe“ in „Cosmos“ 9/97)
[61] (vgl. „Talin – der süßeste Stoff“, aus: „Natürlich“ Nr. 5/53)
[62] (Neale Donald Walsch, „Gespräche mit Gott Band II“, Goldmann-Verlag, 1997)
[63] (Prof. Dr. Heinz Brücher, „Paraguays ‘Süßstoff’-Pflanze Stevia rebaudiana“, in: Wolfgang Franke, Hrsg., „Nutzpflanzenkunde. Nutzbare Gewächse der gemäßigten Breiten, Subtropen und Tropen“, 6. Aufl., Thieme-Verlag, Stuttgart 1997, S. 231 ff)
[64] (vgl. dazu mein Artikel „Die Heilkraft der Bewegung“ in der Zeitschrift „Bio“ 1/99)
[65] (vgl. Barbara Simonsohn, „Die Heilkraft der Afa-Alge“, Goldmann-TB, München 2000)
[66] (vgl. mein Buch „Gerstengrassaft, Verjüngungselexier und naturgesunder Power-Drink“, Windpferd-Verlag, Aitrang 1999)
[67] (vgl. Erich Heiß, „Wildgemüse und Wildfrüchte“, Lebenskunde Verlag, Düsseldorf, o. J.)
[68] (Windpferd-Verlag, Aitrang 1998)
[69] (Bericht von L.C. Marques, Staat von Parana, Staatssekretariat für Gesundheit, Brasilien 1993)
[70] (vgl. R. David, a. a. O., S. 37)
[71] (Dr. Berthold Hohmann, „Botanisch-warenkundliche Diagnostik von Stevia rebaudiana (Bertoni) Hemsl., einer süßstoffliefernden Pflanze“, in: Deutsche Lebensmittel-Rundschau, 74. Jahrgang, Heft 8, 1978, Seite 296)
[72] (H. Akashi und Y. Yokoyama, „Dried-leaf extracts of Stevia: Toxicological test“, 1975, japanisch, zitiert nach Bakal und Nabors, a. a. O., S. 303)
[73] (Bakal und Nabors, a. a. O.)
[74] (vgl. David Richard, a. a. O., S. 34)
[75] (vgl. Kelmer Bracht, „Biochemical Pharmacology“ Nr. 34, 1985, S. 873-882)
[76] (a. a. O., S. 791)
[77] (Jungconsult do Brasil, 88.680 Bom Retiro, SC, Brasilien, Tel. 0055-492-77166 und 77196)
[78] (Meldon et. al., zitiert nach David Richard, a. a. O., S. 34)
[79] (vgl. Linda Bonvie und Bill Bonvie, „Sinfully Sweet?“, in: New Age Journal, Januar/Februar 1996, Internet http://www.newage.com/Journal/wf/wf11.html. Vgl. auch Lyn O´Brien Nabors und Robert C. Gelardi, Hrsg., „Alternative Sweeteners“, 2. Aufl., a. a. O., S. 164 ff)
[80] (vgl. Wolfgang Franke, „Nutzpflanzenkunde. Nutzbare Gewächse der gemäßigten Breiten, Subtropen und Tropen“, 6. überarbeitete und erweiterte Auflage, S. 351)

[81] (vgl. M. Pomaret und R. Lavieille, „Some physiological properties of Stevioside“, Hrsg.: Thomas Lipton Company, Library & Information Services, vom 31. 10. 1994)

[82] (John M. Pezzuto et. al., „Metabolic, Activated Steviol, the Aglycone of Stevioside, is Mutagenic.“, Proc. of the Natural Academy of Sciences, Bd. 82, April 1985, S. 2478-2482)

[83] (vgl. Hager, a. a. O., S. 791)

[84] (ebd.)

[85] (William N. Hooks, „Alpha-glucosyl steviol glycosid toxicity to rats by repeated dietary administration for 13 weeks“, Tokyo & Huntingdon, Toyo Seito K.K. & Huntingdon Research Centre Ltd, 1987)

[86] (vgl. Hagers Handbuch der Pharmazeutischen Praxis, 5. Aufl., Band 6, Spinger-Verlag 1994, S. 791 und Kinghorn, „Stevioside“, in: O´Brien Nabors u. a., „Alternative Sweeteners“, 2. Aufl., Marcel Dekker Inc., New York, Basel 1991, S. 157-171)

[87] Studien zu Rebaudiosid A im Fachmagazin „Food and Chemical Toxicology“ Volume 46 (2008) SUPPLEMENT 7S, im Internet (www.elsevier.com/locate/foodchemtox)

[88] (Richard, a. a. O., S. 39)

[89] http://www.zeit.de/2008/47/Stevia- Interview

[90] Hintergrundinformationen finden Sie unter http://www.ursprung.at/ursprung/projekte_extern/stevia/team.htm oder auch bei http://freestevia.de/

[91] Kontakt: konrad.steiner@sbg.ac.at

[92] Weitere Informationen über „Granular AB“: www.granular.se. Das umfangreiche englischsprachige Skript der Referenten kann über www.euprint.be, E-Mail info@euprint.be bezogen werden.

[93] (vgl. Abraham I. Bakl und Lyn O´Brien Nabors, „Stevioside“, und Maruzen Fine Chemicals, Firmeninternes Papier, 1982)

[94] (vgl. http://www.sweetvia.com/pages/ahpa.html)

[95] (vgl. Linda Bonvie, „Sinfully Sweet“, a. a. O.)

[96] (vgl. ebd.)

[97] (Bundesamt für Gesundheitswesen in Bern in einem Brief vom 2. 11. 1995 an einen Naturprodukte-Hersteller und Sanitätsdirektion des Kantons Zug, Kantonales Laboratorium, vom 3. 1. 95 an den selben Naturprodukte-Hersteller)

[98] (Brief der Sanitätsdirektion des Kantons Zug an einen Naturprodukte-Hersteller vom 20. 11. 1995)

[99] (vgl. Artikel „Steppa-Pflanze soll die Zuckerrübe ersetzen“ aus dem „Wiesbadener Tagblatt“ vom 12. 10. 1998, dpa-Meldung.)

[100] (ebd.)

[101] („Stuttgarter will´s beweisen: Pflanze 200-mal süßer als Zucker“)

[102] (vgl. a. Artikel „Neue Konkurrenz für Zucker?", in „top agrar" 6/1988, S. 12)

[103] (aus: Wissenschaftlicher Lebensmittelausschuss, Hrsg., „Berichte des Wissenschaftlichen Lebensmittelausschusses" Band 21, 1989)

[104] (vgl. a. D. Richard, a. a. O., S. 37)

[105] (Versand MedHerbs, „Kräuter für Leib und Seele")

[106] (China Native Producs Import and Export Company, Xiamen City, China)

[107] helfen (vgl. ebd. S. 17)

[108] (vgl. auch Kapitel „Rechtliche Lage in den USA")

[109] (vgl. Kinghorn u. a. „Stevia rebaudiana leaves", a. a. O., S. 7)

[110] (vgl. Daniel Mowrey, „Life With Stevia: How Sweet It Is! Nutritional and Medicinal Uses", 1992, Internet http://www.healthfree.com/stevlife.htm)

[111] (vgl. Mowrey, a. a. O.)

[112] (vgl. Wandmaker, „Willst Du gesund sein …", a. a. O., S. 444)

[113] (vgl. Bruker, „Zucker, Zucker …", a. a. O., S. 261)

[114] (Wandmaker, „Willst Du gesund sein …", a. a. O., S. 49)

[115] (vgl. Norbert Messing, „Praktische Ernährungsmedizin bei Arteriosklerose, Diabetes und anderen Zivilisationskrankheiten", Verlag Ganzheitliche Gesundheit, Bad Schönborn, 6.Auflage 1994, S. 33)

[116] (A. Vogel, „Der kleine Doktor, hilfreiche Ratschläge für die Gesundheit", Verlag A. Vogel, Teufen (Schweiz) 1999, auch auf CD-Rom unter 3-906404-12-9)

[117] (Bruker, „Zucker, Zucker …", a. a. O., S. 262)

[118] (a. a. O., S. 4)

[119] (vgl. Donna Gates, a. a. O., S. 25)

[120] (vgl. Dr. A. Douglas Kinghorn, zitiert in Gates, a. a. O., Kapitel 5 Nr. 4)

[121] (vgl. Gates, a. a. O., S. 18)

[122] (vgl. Dr. Julian Whitaker, „Dr. Whitaker's Newsletter", Dezember 1994, zitiert in Rita De Puydt, „Baking with Stevia, Recipes for the Sweet Loaf", Sun Coast Enterprises, Oak View, California 1997, Vorspann)

[123] (vgl. Elkins, a. a. O., S. 7)

[124] (Dr. Andreas Lenherr, „Heilpflanzen bei erhöhtem Blutzucker", in VGS/Gesundheitsmagazin, Schweiz, 1/99)

[125] (vergleiche mein Buch über Gerstengras und mein Buch „Die Heilkraft der Afa-Alge", Goldmann-TB)

[126] (Susanne Arndt, „Verborgene Heilkräfte in unserer Nahrung", Urania-Verlag Berlin 1999)

[127] (Zeitschrift „Natürlich leben" Nummer 2/1998)

[128] (vgl. Wandmaker, a. a. O., S. 282)
[129] (Baur, a. a. O., S. 92)
[130] (ebd)
[131] (Otto Wolff, a. a. O., S. 9)
[132] (vgl. Wolff, a. a. O., S. 23 ff.)
[133] (ders., „Rohkost statt Feuerkost. Wahre Gesundheit durch natürliche Nahrung.“, Wilhelm Goldmann Verlag, April 1996)
[134] (Bruker, „Zucker, Zucker …“, a. a. O., S. 166)
[135] (ebd., S. 25)
[136] (Wolff, ebd., S. 28)
[137] (vgl. Wolfgang Spiller, „Dein Darm, Wurzel der Lebenskraft“, Waldthausen-Verlag, 2. Auflage, Ritterhude 1994)
[138] (weitere Informationen finden Sie in meinem Buch „Papaya – heilen mit der Wunderfrucht“, a. a. O., S. 108 ff)
[139] (Dr. Robert C. Atkins, „Health Revelations“ Newsletter, April 1994)
[140] (A. Vogel, a. a. O., S. 292)
[141] (Dr. Robert C. Atkins, „Health Revelations“ Newsletter, April 1994)
[142] (die gesundheitlichen Vorzüge von Bewegung habe ich in dem Artikel „Die Heilkraft der Bewegung“, „Bio“ Nummer 1/99, zusammengetragen. Tel. 08158-8021, Fax –7142. Probeexemplar kostenlos.)
[143] (Integral-Verlag, Wessobrunn 1995)
[144] Fabuljan, Olga: Was hält uns jung?, Fabulian, Oktober 2005, s. S. 18, 19 und 21
[145] (Yabu et al. 1977, vgl. a. A. Douglas Kinghorn und Djaja D. Soejarto, Current Status of Stevioside as a Sweetening Agent for Human Use“ in H. Wagner u. a., „Economic and Medical Plant Research“ Vol. I, Academic Press, London u. a., 1985, S. 28 und 29)
[146] (vgl. Bonvie, Linda, Bill Bonvie und Donna Gates, „The Stevia Story“, a. a. O., S. 53)
[147] Studie österreichischer Schüler über die Karies hemmende Wirkung von Stevia: vgl. http://www.ursprung.at/ursprung/projekte_extern/stevia/karies.htm
[148] (vgl. file:///C/TMP/STEVIA3.HTM im Internet, Stevia/the sugar plant. Herb of the Month)
[149] (vgl. Hagers Handbuch, a. a. O., S. 790)
[150] (vgl. ebd.)
[151] (vgl. ebd.)
[152] (vgl. zum Thema Candida/Pilze ausführlich das entsprechende Kapitel in meinem Buch „Papaya – heilen mit der Wunderfrucht“ und in diesem Buch das Kapitel „Stevia – eine Hilfe bei Candida und Pilzbefall“)

Index

Weitere Bücher von Barbara Simonsohn

Gerstengrassaft

Alles über Gerstengrassaft – Verjüngungselixier und naturgesunder Power-Drink in einem. Rezepte und Wissenswertes über die optimale Nahrungsergänzung.

Endlich gibt es das urgesunde »Fast-Food«, wie Gerstengrassaft von Dr. Hagiwara, dem japanischen Gerstengrassaft-Papst, bezeichnet wird. Schnell zubereitet, ist es ein optimales Ergänzungsmittel unserer täglichen Nahrung. Gerstengras hat ein hervorragendes Nährstoffprofil und viele Pluspunkte gegenüber Weizengrassaft. Es ist ein perfektes Lebensmittel mit einem vollkommenen Vitalstoff-Komplex. Von Erfahrungen der Gerstengras-Pioniere bis hin zu einer großen Palette an Rezepten offenbart uns die Expertin Barbara Simonsohn dieses wirkungsvolle grüne Elixier.

220 Seiten · ISBN 978-3-89385-432-5

Papaya – Heilen mit der Wunderfrucht

Gesund und fit mit der sagenhaften Heilkraft der »Zauberfrucht«. Ein ganzheitliches Gesundheits-Handbuch mit Rezeptteil.

Was die Naturvölker aller Erdteile bereits seit Jahrhunderten erfolgreich praktizieren, vermittelt uns die Erfolgsautorin Barbara Simonsohn in ihrem lebendig und anschaulich geschriebenen Gesundheits-Handbuch. Die »Wunderfrucht« Papaya ist beinahe ein Allheilmittel mit großem, entzündungshemmendem Wirkspektrum. Wissenschaftliche Forschungen bestätigen heute die Erfahrungsheilkunde in allen Punkten. Und weil Papaya, eines der bestverträglichsten Lebensmittel überhaupt, natürlich auch gekostet werden will, finden wir zahlreiche interessante Rezepte der Autorin für die Küche und Kosmetik. Wertvolle Tipps über gesunde Ernährung und Lebensweise runden das Buch ab.

215 Seiten · ISBN 978-3-89385-228-4

Die sagenhafte Heilkraft der Ananas

Alles über die »Königin der Früchte«. Ein fundiertes und ganzheitliches Gesundheitsbuch über die Anwendungsmöglichkeiten der Ananas.

Barbara Simonson versteht es hervorragend, ihre Leser auch mit aktuellen Informationen »aus erster Hand« zu begeistern. In dem Buch werden die positiven gesundheitlichen Auswirkungen der Ananas beschrieben. Schon die Indianer haben sie als Heilfrucht geschätzt. Unter Heilsames von A - Z staunen wir über ihr verblüffend breites Anwendungsspektrum. In der modernen Naturmedizin ist heute längst bekannt, dass das Ananas-Enzym Bromelain selbst Krebszellen auflösen und Metastasenbildung verhindern kann. Und da diese phantastische Frucht nicht nur Blut, Zellen und Darm reinigt, sondern auch die Haut klärt und verjüngt, versorgt uns Barbara Simonsohn auch mit Rezepten für Masken und Cremes.

190 Seiten · ISBN 978-3-89385-268-0

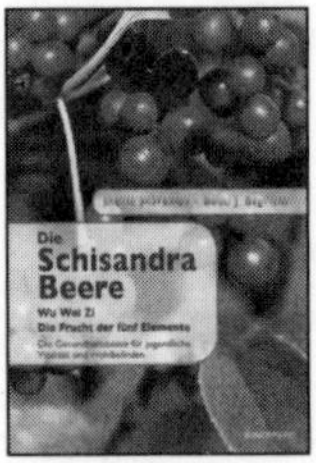

Bodo J. Baginski · Shalila Sharamon

Die Schisandra-Beere

Die Frucht der 5 Elemente schenkt Vitalität, Harmonie und Geesundheit.

Eine kleine rote Frucht entpuppt sich als neuer Star unter den heilsamen Beeren aus dem Reich der Mitte: Schisandra. Seit Jahrtausenden in der chinesischen Heilkunde als ein Kraut der höchsten Kategorie gepriesen – stärkend, tonisierend und ausgleichend –, verspricht ihr Verzehr ein hohes Alter, ohne zu altern.

96 Seiten, Paperback – farbig · ISBN 978-3-89385-590-2

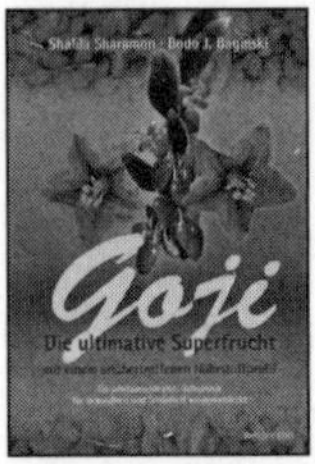

Bodo J. Baginski · Shalila Sharamon

Goji – Die ultimative Superfrucht

Die ultimative Superfrucht mit einem unübertroffenen Nährstoffprofil!

Ein jahrtausendealtes Geheimnis für Gesundheit und Schönheit wiederentdeckt!

Ihr Vitamin C-Gehalt ist dreimal höher als der von Orangen, sie enthält mehr B-Vitamine als jede andere Frucht, ihre Mineralien und Spurenelemente schlagen alle Rekorde. Der beispiellose Reichtum an gesundheitsfördernden Vitalstoffen macht die Goji-Beere zum ultimativen Superstar unter den Heilpflanzen. Filmstars aus den USA handeln Goji-Produkte als Geheimtipp für körperliches Wohlbefinden und eine faltenfreie Haut.

147 Seiten, Paperback – farbig · ISBN 978-3-89385-544-5

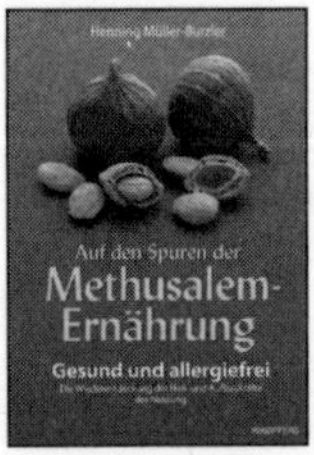

Henning Müller-Burzler

Auf den Spuren der Methusalem Ernährung

Gesund, fit und attraktiv bis ins hohe Alter! Einer der drei anerkanntesten Ernährungsexperten liefert den Schlüssel dazu in diesem Ratgeber.

In diesem spannend und mitreißend geschriebenen Grundlagenwerk über Ernährung, Allergien und Darmpilze beschreibt Henning Müller-Burzler, wie er nach jahrelanger Forschung auf ein uraltes, jedoch völlig in Vergessenheit geratenes Wissen über die Heilkräfte unserer Nahrung gestoßen ist. Nachdem er sich damit von Allergien und starken Verdauungsbeschwerden geheilt hat, schrieb er dieses umfassende Gesundheitsbuch, das in der jetzigen Fassung eine erweiterte Neuauflage von „Gesund und Allergiefrei" darstellt.

580 Seiten (6. Auflage, Mai 2009) · ISBN 978-3-89385-437-0

www.windpferd.de